Markus Thalheimer

Kodierleitfaden für die Viszeralchirurgie 2026

Inklusive Hybrid-DRGs

von

Dr. Markus Thalheimer

medhochzwei

Anschrift des Autors:
Dr. med. Markus Thalheimer
Universitätsklinikum Heidelberg
Geschäftsbereich Erlösmanagement
Im Neuenheimer Feld 672
69120 Heidelberg
markus.thalheimer@med.uni-heidelberg.de

Bibliografische Information der Deutschen Nationalbibliothek
Die Deutsche Nationalbibliothek verzeichnet diese Publikation in der Deutschen Nationalbibliografie; detaillierte bibliografische Daten sind im Internet über http://dnb.d-nb.de abrufbar.

Bei der Herstellung des Werkes haben wir uns zukunftsbewusst für umweltverträgliche und wiederverwertbare Materialien entschieden. Der Inhalt ist auf elementar chlorfreiem Papier gedruckt.

ISBN 978-3-98800-226-6
ISBN eBook 978-3-98800-227-3

Alte Eppelheimer Str. 42/1
69115 Heidelberg
E-Mail: info@medhochzwei-verlag.de
Web: www.medhochzwei-verlag.de

Satz: Reemers Publishing Services GmbH, Krefeld
Umschlaggestaltung: kreativmedia KONZEPTION & DESIGN, Hückelhoven
Titelbild: Florian Augustin/Shutterstock.com
Druck: mediaprint solutions GmbH, Paderborn

Satz: Reemers Publishing Services GmbH, Krefeld
Umschlaggestaltung: kreativmedia KONZEPTION & DESIGN, Hückelhoven
Titelbild: Florian Augustin/Shutterstock.com
Druck: ADverts printing house, Riga
A001

Vorwort 2026

Der Kodierleitfaden richtet sich als Ergänzung und Interpretation der Deutschen Kodierrichtlinien sowie des ICD- und OPS-Katalogs an alle, die sich in der Viszeralchirurgie mit dem DRG-System und der Kodierung von Diagnosen und Prozeduren befassen. Dabei gehen wir auf das gesamte Spektrum der Viszeralchirurgie von Erkrankungen des Gastrointestinaltraktes über Leber- und Pankreaserkrankungen bis hin zu Organtransplantationen ein.

Eine viszeralchirurgische Abteilung sollte in ihrer Dokumentation einen hohen Stellenwert auf Genauigkeit und Verständlichkeit legen. Dies bedeutet kurz gesagt: „Keine Diagnose ohne dokumentierten Mehraufwand kodieren und keine Prozedur ohne Durchführung verschlüsseln!" Wenn Kodierung und Dokumentation übereinstimmen, wird eine prüfsichere Abrechnung daraus folgen.

Sie finden in diesem Kodierleitfaden allgemeine und spezielle Regeln zur Kodierung unter besonderer Berücksichtigung und Interpretation der viszeralchirurgischen Sachverhalte. Ziel ist es, eine sachgerechte und einheitliche Kodierung viszeralchirurgi scher Fälle zu ermöglichen.

Die Kodierung und Vergütung in der Abdominalchirurgie erfuhr für 2026 erneut Veränderungen, die in diesem Leitfaden alle dargestellt sind. Schwerpunkt der klassifikatorischen Überarbeitung des Systems lag nun nicht mehr wie in den Vorjahren auf der Implementierung von COVID-19-Fällen in die Vergütung, sondern im Ausbau der Hybrid-DRGs auf nun 69 Pauschalen. Dies betrifft in der Viszeralchirurgie neben den bekannten Hernieneingriffen, Eingriffen bei Analfisteln und der Entfernung eines Sinus pinolidalis ab 2026 auch laparoskopische Appendektomien und Cheolezystektomien. Für die nächsten Jahre ist mit einer deutlichen Erweiterung der Hybrid-DRGs zu rechnen, da der Gesetzgeber mindestens zwei Millionen Fälle über Hybrid-DRGs abgerechnet sehen will. In der Abdominalchirurgie waren im A-DRG-Katalog dagegen eher geringe Umbauten in einigen Basis-DRGs festzustellen.

Alle diese Veränderungen, auch in der CCL-Matrix, den DKR sowie bei neuen Diagnose- und Prozedurenkodes, werden ausführlich erläutert. Wir hoffen, Ihnen die tägliche Arbeit der Kodierung mit diesem Kodierleitfaden zu erleichtern. Die Themenauswahl erfolgte für die erste Auflage aus der langjährigen Erfahrung der Autoren mit dem DRG-System in diesem Fachgebiet. Die hier vorliegende 9. Auflage berücksichtigt zusätzlich Vorschläge der Nutzer und wurde nach dem DRG-Katalog 2026 vollständig überarbeitet. Zusätzlich wurden die Entscheidungen der SEG 4 des MD und des Bundesschlichtungsausschusses (SAB) zu viszeralchirurgischen Fragestellungen (z. B. zur Adhäsiolyse oder Cholezystektomie) berücksichtigt.

Ich freue mich weiterhin über konstruktive Rückmeldungen zur Auswahl der Themen und deren Darstellung, damit eine kontinuierliche Verbesserung in der nächsten Ausgabe erfolgen kann.

Ich danke an dieser Stelle Frau Susanne Leist, die den Leitfaden seit seiner Entstehung mit mir erstellt hat, nun aber andere Projekte voranbringen will. Ohne ihre langjährige Erfahrung und ihr Detailwissen würde vieles in diesem Leitfaden fehlen.

Dr. Markus Thalheimer, Februar 2026

Inhaltsverzeichnis

1 DRG-System und Allgemeine Kodierregeln

Die Dokumentation der Diagnosen und der Therapien geschieht in der Patientenakte und hierbei insbesondere im Arztbrief mit der medizinischen Nomenklatur im Klartext nach medizinischen Regeln. Zur DRG-Ermittlung und damit auch zur Abrechnung müssen diese Begrifflichkeiten in Kodes des ICD- und OPS-Kataloges übersetzt werden.

Diagnosebezogene Fallpauschalen (Diagnosis Related Groups) sind ein System zur ökonomischen Bewertung stationärer Behandlungsfälle. Jede Fallpauschale ist nach dem durchschnittlichen Ressourcenverbrauch bewertet und bildet damit „pauschal" den Erlös für eine stationäre Behandlung ab. Es sollen alle Krankenhausleistungen vergütet werden, die nach der Vorgabe des Fünften Sozialgesetzbuches für die Behandlung eines Patienten „ausreichend, zweckmäßig und wirtschaftlich" sind. Dabei müssen sie sowohl dem allgemein anerkannten Stand der medizinischen Erkenntnisse entsprechen, als auch den medizinischen Fortschritt berücksichtigen. Sie dürfen das Maß des Notwendigen nicht überschreiten und müssen in der fachlich gebotenen Qualität sowie wirtschaftlich erbracht werden (§§ 2, 12, 39 und 70 SGB V). Diese sozialrechtlichen Grundlagen bilden den Kern der Vergütung und sind für Kliniker und Praktiker, die das „theoretisch Machbare" im Blick haben, nicht immer leicht zu akzeptieren.

Es handelt sich bei den Leistungen hierbei insbesondere um ärztliche Behandlung, Versorgung mit Arzneimitteln und Medizinprodukten, Heil- und Hilfsmitteln sowie die Unterkunft und Verpflegung. Jeder stationäre Behandlungsfall wird über eine DRG-Fallpauschale und, falls zutreffend, über additive Vergütungskomponenten (unterschiedliche Formen der Zusatzentgelte, sowie neue Untersuchungs- und Behandlungsmethoden – NUBs), die es für sehr aufwändige Leistungen wie z. B. für Blutgerinnungsfaktoren zusätzlich gibt, vergütet. Pflegerische Tätigkeiten sind seit 2020 aus dem DRG-System ausgegliedert und werden auf Nachweis vollständig von den Kostenträgern erstattet. In der DRG-Rechnung wird dazu vorab ein Abschlag in Form eines Pflegeerlöses (Spalte 14 des DRG-Katalogs) berechnet.

Zuständig für das DRG-System ist das InEK (Institut für das Entgeltsystem im Krankenhaus gGmbH, www.g-drg.de). Die Klassifikationen für Diagnosen und Prozeduren werden durch das BfArM (Bundesinstitut für Arzneimittel und Medizinprodukte, früher DIMDI, Deutsches Institut für Dokumentation und Medizinische Information) weiterentwickelt. Während das InEK noch überwiegend ein Organ der Selbstverwaltung ist (Träger vor allem die Deutsche Krankenhausgesellschaft und die Gesetzliche Krankenversicherung), handelt es sich beim BfArM um eine staatliche Behörde mit eigener Entscheidungskompetenz unter Aufsicht des Gesundheitsministeriums.

Das DRG-System besteht aus:

- der Fallpauschalenvereinbarung (FPV),
- dem Fallpauschalenkatalog für Haupt- und Belegabteilungen; teilstationäre DRGs; nicht bewertete, krankenhausindividuell zu verhandelnde voll- und teilstationäre DRGs; bewertete Zusatzentgelte; nicht bewertete, krankenhausindividuell zu verhandelnde Zusatzentgelte,
- den Definitionshandbüchern mit Auflistungen der gruppierungsrelevanten Parameter und Zuordnungsalgorithmen,
- dem zertifizierten Grouper-Programm zur automatisierten Ermittlung der Fallpauschalen aus den Fall-Datensätzen,
- den Kodierrichtlinien mit Regelungen zur Anwendung der medizinischen Klassifikationen ICD-10-GM und OPS; hierzu gehören formal auch die Entscheidungen des Bundesschlichtungsausschusses, die daher auch in den DKR veröffentlicht werden.

Ergänzt werden diese offiziellen Kataloge noch um Unterlagen für die Verhandlung und Vergütung von NUBs („Innovationsentgelten"), die im Krankenhausentgeltgesetz (KHEntgG) und der

NUB-Vereinbarung der Selbstverwaltung sowie einer jährlich aktualisierten NUB-Liste des InEK bestehen. Seit 2020 ergänzen auch Regelungen zur Kalkulation und Berechnung der Kosten für Pflegeleistungen am Bett die DRG-Kataloge.

Jeder stationäre Fall wird gemäß einem Algorithmus genau einer DRG zugeordnet. Diese Zuordnung ist eindeutig. Identisch dokumentierte Behandlungsfälle werden immer in die gleiche DRG gruppiert. Die Gruppierung erfolgt anhand spezifischer gruppierungsrelevanter Kriterien durch den zertifizierten Grouper. Seit 2024 erfolgt auch die Einteilung der Fälle in Hybrid-DRGs über den stationären Grouper, zumindest, was die stationär aufgenommenen Fälle angeht.

Für die Gruppierung sind zahlreiche Faktoren relevant, von denen die wichtigsten sind:

- Diagnosen (Hauptdiagnose, Nebendiagnose[n] sowohl einzeln aus auch insgesamt als „Patientenschweregrad" [PCCL])
- Prozedur(en) und deren Durchführungsdatum
- Alter
- Geschlecht
- Verweildauer
- Aufnahmeart
- Entlassungsart
- Aufnahmegewicht bei Kindern unter einem Jahr
- Anzahl der Beatmungsstunden
- Anzahl Intensivkomplexpunkte
- Dauer bestimmter Behandlungen (z. B. Isolation bei MRE oder NonMRE)

1.1 Definition der Hauptdiagnose

Die Hauptdiagnose entscheidet maßgeblich über die Eingruppierung in eine DRG und muss daher mit großer Sorgfalt ermittelt werden. In den deutschen Kodierrichtlinien finden sich unter [D002u] zahlreiche Anmerkungen und Fallbeispiele hierzu.

Die Hauptdiagnose wird folgendermaßen definiert:

Die Hauptdiagnose ist

Zitat: *„die Diagnose, die nach Analyse als diejenige festgestellt wurde, die hauptsächlich für die Veranlassung des stationären Krankenhausaufenthaltes verantwortlich ist."*

„Nach Analyse" bedeutet, dass erst nach Ende der Behandlung, z. B. erst nach Vorliegen wichtiger Untersuchungsbefunde, die Einteilung vorgenommen wird. Auf für die Abrechnung relevante Befunde (z. B. die Histologie eines unklaren Tumors) muss also auch nach Entlassung des Patienten gewartet werden, bevor der Fall abgeschlossen werden kann. Dies gilt umso mehr, da die nachträgliche Rechnungskorrektur zunehmend durch Gerichtsurteile und die MD-Prüfverfahrensvereinbarung (PrüfvV) infolge des seit 2020 geltenden MDK-Reformgesetzes weitestgehend verboten ist.

Die Hauptdiagnose muss weder der Einweisungs- noch der Aufnahme- oder Entlassungsdiagnose entsprechen. Beispiel: Wird ein Patient wegen Luftnot eingewiesen, als deren Ursache sich ein Bronchialkarzinom herausstellt, so ist die Einweisungs- und Aufnahmediagnose die Dyspnoe, die Hauptdiagnose das Bronchialkarzinom.

Symptom als Hauptdiagnose

Bei Symptomen, die als eindeutige und unmittelbare Folge der zugrunde liegenden Erkrankung gelten, wird die zugrunde liegende Erkrankung als Hauptdiagnose verschlüsselt. Ein Symptom ist nur dann **Hauptdiagnose**, wenn ausschließlich das Symptom einer bei Aufnahme bereits bekannten Erkrankung behandelt wurde. Die entsprechende Grunderkrankung wird dann als Nebendiagnose verschlüsselt. Generell haben Symptome weiterhin nichts in der Kodierung verloren, außer sie lassen sich keiner schon verschlüsselten Krankheit zuordnen oder haben einen eigenen Aufwand.

Durch Gerichtsurteile wurde die wichtige Definition der Hauptdiagnose weiter konkretisiert. Eine mögliche HD muss demnach bei Aufnahme schon bestanden haben, muss aber noch nicht diagnostiziert sein (SG Meiningen). Die HD muss die Verweildauer wesentlich mitbestimmt haben (ebenfalls SG Meiningen). Eine Hauptdiagnose kann sich auch erst im Verlauf eines Aufenthalts wegen einer zur Aufnahme führenden Symptomatik entwickeln, wie das BSG in seinem lesenswerten Urteil zur Definition der Hauptdiagnose feststellte (B 1 KR 9/15 R vom 21.4.2015). Im beurteilten Fall war ein Patient bei unklarem therapieresistentem Fieber aufgenommen worden, die Hauptdiagnose lautete entsprechend dem späteren Vollbild der Erkrankung Sepsis.

Komplikation nie Hauptdiagnose

Aufgrund der obigen Definition kann eine Krankheit, die bei Aufnahme noch nicht bestand, niemals Hauptdiagnose werden, auch wenn der Behandlungsaufwand für diese Krankheit den der tatsächlichen Hauptdiagnose überschreitet! Auch eine während des Aufenthaltes auftretende Komplikation (z. B. eine postoperative Thrombose oder Lungenentzündung) kann aus diesem Grund niemals Hauptdiagnose werden. Durch die Rechtsprechung des BSG haben sich seit 2012 die Regeln für die Fallzusammenführung bei Wiederaufnahme wegen Komplikation geändert. Details hierzu siehe Kapitel 19.2. Wiederaufnahme-Regel.

In seltenen Fällen können mehrere Erkrankungen Hauptdiagnose sein. Hauptdiagnose wird dann nach Ermessen des behandelnden Arztes die Erkrankung mit dem höchsten Verbrauch an Ressourcen. In diesem Fall sollte ein erfahrener Kodierexperte (z. B. der DRG-Beauftragte) in die Entscheidung einbezogen werden. Mehrere Sozialgerichtsurteile haben die Auswahl der Hauptdiagnose über die Kodierrichtlinien hinaus weiterentwickelt: Sollte eine Erkrankung bereits bei Aufnahme vorhanden, aber noch nicht bekannt gewesen sein, kann diese bei höchstem Ressourcenaufwand rückblickend zur Hauptdiagnose werden. Dies ist eine Erweiterung der Regeln um die Nebendiagnose Z53.

1.2 Definition der Nebendiagnose

Die Nebendiagnose ist definiert als *„eine Krankheit oder Beschwerde, die entweder gleichzeitig mit der Hauptdiagnose besteht oder sich während des Krankenhausaufenthaltes entwickelt."* [D003u].

Es dürfen nur solche Erkrankungen als Nebendiagnosen verschlüsselt werden, die einen diagnostischen und/oder therapeutischen Aufwand oder einen erhöhten Betreuungs-, Pflege- und/oder Überwachungsaufwand haben. Entscheidend ist auch die Beeinflussung des **Patientenmanagements.** Hierdurch werden Diagnosen kodiert, die die Behandlung/Betreuung an mehreren Stellen verändern (Beispiel: D90 Immunkompromittierung bei Änderung der Überwachung, anderem Antibiotikaregime usw.) Inzwischen sind Nebendiagnosen auch wichtig, um die stationäre Durchführung eigentlich ambulanter Eingriffe zu begründen (z. B. AOP-Leistungen). Hier tritt die formale Definition des Aufwands zugunsten einer Begründung der stationären Behandlung in den Hintergrund.

Symptom als Nebendiagnose
Üblicherweise werden Symptome als Bestandteil einer bereits kodierten Erkrankung nicht zusätzlich kodiert (z. B. Kopfschmerzen bei Migräne). Das Symptom wird nur dann separat als Nebendiagnose erfasst, wenn es die Nebendiagnosekriterien erfüllt (Definition siehe unten), wie die Luftnot bei einem stenosierend wachsenden Bronchialkarzinom, falls Maßnahmen wie Stenteinlage oder Sauerstoffgabe dagegen ergriffen wurden. Die frühere Kodierregel, Symptome dann zu erfassen, wenn sie ein „eigenständiges Problem darstellen", wurde wegen definitorischer Schwierigkeiten abgeschafft. Symptome werden wie Nebendiagnosen kodiert.

Achtung: Für die DRG-relevante Kodierung geht es nicht um die Auflistung aller bisher diagnostizierten Krankheiten. Es geht um die Kodierung der Krankheiten, die während des **aktuellen** stationären Aufenthaltes einen Aufwand verursachten. Häufig werden Krankheiten, die ein Patient vor Jahren hatte, verschlüsselt. Dies führt bei Erlösrelevanz zur Streichung durch den MD.

Beispiel

Ein Patient hatte vor 7 Jahren einen Apoplex, der folgenlos (!) ausgeheilt ist. Diese Diagnose sollte nicht kodiert werden, auch wenn noch geringe Kosten, z. B. für eine Dauermedikation mit Thrombozytenaggregationshemmern, bestehen sollten. Das InEK trägt dieser Kodierpraxis insofern Rechnung, als solche Nebendiagnosen — sofern ohne Kostenaufwand in der Kalkulationsstichprobe — konsequent abgewertet werden. Auf diese Weise wurden bereits mehrere Tausend Nebendiagnosen in der CCL-Matrix entweder ganz gestrichen oder abgewertet, zuletzt für das Jahr 2024 etwa 550, für 2025 und 2026 weitere ca. 40 Nebendiagnosen.

Im Einzelfall kann es schwierig sein, zu entscheiden, ob ein Aufwand relevant war oder nicht (z. B. Substitution von Schilddrüsenhormonen nach Strumaresektion vor Jahren – soll die Hypothyreose kodiert werden? Wenn ja, in welcher Situation? Nur nach weiterer Diagnostik wie Ultraschall oder Laborkontrollen?). Hier wird durch Definitionen und Festlegungen der Fachgesellschaften, des BfArM und des InEK sowie des Bundesschlichtungsausschusses zunehmend Klarheit geschaffen. Trotzdem muss in vielen Fragen der gesunde Menschenverstand mit Beurteilung des gesamten Falles genügen. Für einzelne wichtige Nebendiagnosen wurden bereits Definitionen für die Kodierrelevanz entwickelt oder diese Nebendiagnosen differenziert (z. B. der Kode N19.- für das akute Nierenversagen). Aufgrund häufiger Kodierung ohne Kostenrelevanz werden Nebendiagnosen vom InEK in der CC-Matrix seit Jahren abgewertet oder konfliktträchtige Konstellationen durch klassifikatorische Änderungen entschärft, so dass die Erlösrelevanz und damit das Streitpotenzial sinken. Dies hat das InEK zuletzt auch nach Entscheidungen des Bundesschlichtungsausschusses vorgenommen, so 2021 bei der Abwertung des Kodes D65.0 (Fibrinogenmangel) in bestimmten Funktionen oder bei der laparoskopischen Cholezystektomie in der Basis-DRG H08 für 2024.

Falls die häusliche Medikation während des Krankenhausaufenthaltes aus den Beständen des Krankenhauses fortgeführt wird, können die damit behandelten Erkrankungen mit Augenmaß als Nebendiagnosen kodiert werden. Hier kann die Gabe eines Medikamentes ggf. zur Kodierung von mehreren Diagnosen führen (z. B. kann die Gabe eines Betablockers wegen Bluthochdruck und einer Herzerkrankung indiziert sein und rechtfertigt dann die Kodierung beider Diagnosen, Beispiel 1 der DKR D003u). Leider wurde diese Regel durch eine aktuelle Entscheidung des Bundesschlichtungsausschusses zur Kodierung der Bakeriämie teilweise aufgehoben. Demnach kann eine Bakteriämie trotz Behandlung mit dem gleichen Antibiotikum nicht automatisch zusammen mit einer lokalisierten Infektion verschlüsselt werden (S00032024 vom 21.01.2025).

Konsens herrscht auch, dass die alleinige Beobachtung und Verlaufskontrolle von pathologischen Werten (Labor oder Pathologiebefunde) nicht zur Kodierung einer Nebendiagnose ausreicht. Erst die daraus resultierende weiterführende Diagnostik oder Therapie rechtfertigt die Kodierung.

Seit Jahren überprüft das InEK relevante Nebendiagnosen hinsichtlich ihres CCL und kalkuliert diese neu, um die Werte an die aktuelle Kostensituation anzupassen. Auch hierdurch kommt es zu einer Versachlichung einzelner Differenzen. Inzwischen wurden mehrere Tausend Diagnosen an die deutsche CCL-Matrix angepasst und wiederholt aktualisiert. So wurden Metastasen, vor allem der Lymphknoten, aufgewertet, resistente Keime wurden erstmals CCL-relevant, häufige Diagnosen wie Hyperkaliämie oder akute Blutungsanämie (D62) jedoch abgewertet. Diese Abwertung war wahrscheinlich auf die zu häufige Kodierung ohne relevanten Aufwand (und damit nachweisbare Kosten) zurückzuführen. Bei den Streichungen dominieren unklare Kodes und unkomplizierte Erkrankungen sowie Komplikationen.

Auch andere häufige Nebendiagnosen wurden abgewertet oder gestrichen (Elektrolytstörungen, Störungen des Wasserhaushalts, Zystitis, Inkontinenz, Sepsiskodes). Neben einer schon aus Australien übernommenen zu hohen Bewertung liegt die Abwertung von Nebendiagnosen sicherlich auch an der zu großzügigen Kodierung von Nebendiagnosen, ohne dass in den Kalkulationsdaten relevante Kosten dafür gefunden werden. Diese Änderungen können theoretisch das PCCL-System insgesamt abwerten. Seit Jahren bleibt die Anzahl der PCCL-gesplitteten Basis-DRGs jedoch stabil. Seit 2014 hat das InEK die Berechnung der einzelnen CCL-Werte weiter verfeinert. Die meisten Nebendiagnosen werden inzwischen ganz gezielt nur in wenigen Basis-DRGs neu bewertet (meist abgewertet). Daneben wurde die PCCL-Formel dahingehend geändert, dass mehr CCL-relevante Nebendiagnosen erforderlich sind, um auf PCCL-Werte von 3 oder 4 zu kommen. Für 2016 wurden die PCCL-Formel und eine Vielzahl an Nebendiagnosen erneut angepasst. Dabei wurden neue PCCL-Stufen von 5 und 6 definiert („schwerste Komplikationen und Komorbiditäten"), welche in 12 Basis-DRGs erlösrelevant sind.

In den letzten Jahren wurden vor allem Nebendiagnosen neu bewertet. Hier sind aus viszeralchirurgischer Sicht die Aufwertung der Enterokolitis durch Clostridium difficile (A04.7*) und die Neuaufnahme der angeborenen Ösophagusdivertikel (Q39.6) und des abdominellen Kompartment-Syndroms (R19.80, CCL von 2) in die CCL-Matrix erwähnenswert. Seit 2020 wurden u. a. die akute Blutungsanämie, diverse Sepsiskodes, zahlreiche Mangelernährungszustände, Hypokaliämien und Pneumonien abgewertet. Unter den abgewerteten Kodes der beiden letzten Jahre waren erneut Sepsis-und SIRS-Kodes, aber auch akutes Nierenversagen und die Alkoholische Leberzirrhose. Aufgewertet wurden dagegen die Leberzirrhose im Stadium Child-Pugh C und die Ösophagusblutung. Aufgrund der Coronapandemie kam es 2022 nur zu wenigen Veränderungen in der CCL-Bewertung, erneut bei SIRS und Sepsis. 2023 wurden dann wieder über 1200 Nebendiagnosen neu kalkuliert, dabei u.a. Ösophagusvarizen mit Blutung (I85.0) und die biliäre akute Pankreatitis mit Organkomplikation (K85.11) aufgewertet, aber auch zahlreiche wichtige Nebendiagnosen umfangreich abgewertet, so z. B. Varizen und Angiodysplasien im GI-Trakt, Leberzirrhose, Lungenembolie, Aortenklappenstenose und Rechtsherzinsuffizienz. Für 2024 sind hier erwähnenswert die Neuaufnahmen der Endometriose des Darmes (N80.5) und der Pankreatoduodenalen Fistel (K86.84) sowie Aufwertungen von Duodenalverschluss (K81.3), Fistel des Magens und des Duodenums (K31.6), Leberzirrhose Stadium Child-Pugh C (K74.72) und K82.3 für die Gallenblasenfistel. Für 2026 konnten leider keine Aufwertungen registriert werden, was auch an fehlenden Vorschlägen der Krankenhäuser liegt. Von den über 500 Abwertungen der letzten Jahre sind zu nennen unter zahlreichen Sepsis- und Infektkodes die Clostridium-difficile-Enterokolitis (A04.7-), die Lungenembolie ohne Angabe eines akuten Cor pulmonale (I26.9), diverse Obstruktionskodes des Darmes unter K56, die Alkoholische Leberzirrhose (K70.3), alle SIRS-Kodes (R65) und der postoperative Darmverschluss (K91.3).

1.3 Prozeduren – allgemeine Regeln

Die erbrachten Prozeduren können anhand der Regeln im OPS erfasst werden. Hierbei gibt es Prozeduren, welche bei jeder Erbringung kodiert werden müssen, und solche, die nur einmal pro Aufenthalt erfasst werden. Zahlreiche Maßnahmen, welche bei fast jedem Patienten durchgeführt werden oder einen sehr geringen Aufwand darstellen (Blutentnahme, Ruhe-EKG, Visite usw.), müssen nicht kodiert werden. Entsprechende Listen finden sich in den Deutschen Kodierregeln P005y Tabelle 1 und P014o Tabelle 1.

Etabliert ist seit 2005 eine einheitliche Systematik der Seitenlokalisation. Das Kennzeichen „beidseitig" wurde jedoch 2026 gestrichen, für eine beidseitige Operation müssen nun jeweils ein Kode für links und rechts verschlüsselt werden (siehe Abschnitt Bilaterale Prozeduren in P005y). Dabei ist bei Leistungen, die nach Anzahl vergütet werden, noch zu klären, dass eine korrekte Addition der Leistungen für die Abrechnung erfolgt (Beispiel: Implantation von 2 Stents links und 3 Stents rechts muss in der Abrechnung ein ZE für 5 Stents generieren).

Die Reihenfolge der Prozeduren ist nicht vorgegeben, allerdings sollten wesentliche Prozeduren schon der leichteren Kontrolle und der begrenzten Eingabefelder wegen zuerst kodiert werden [P001f].

1.3.1 Nicht kodierbare Prozeduren

Zahlreiche, vor allen Dingen, diagnostische Prozeduren sind nicht kodierbar, da sie bei fast allen Patienten und/oder mehrfach pro Aufenthalt vorkommen und daher keinen Unterschied im Aufwand darstellen. Zu diesen gehören Sonografien, inklusive transthorakale Echokardiografie, EKGs, das Legen von Magensonden und transurethralen Blasenkathetern, Visiten, Blutabnahmen, subkutane Spritzen, Aufnahmeuntersuchungen usw.

Leider entstehen kaum neue Kodes zur detaillierten Kodierung teurer und aufwändiger diagnostischer Leistungen.

Mehrere Prozeduren können nur einmal pro stationären Aufenthalt kodiert werden. Welche Prozeduren dies sind, findet sich im OPS-Katalog als Hinweis bei den einzelnen Kodes.

1.4 Allgemeiner Prüfalgorithmus

Das Vorgehen empfiehlt sich generell in folgender Reihenfolge:

- Auswahl der Hauptdiagnose
- Ermitteln der Nebendiagnosen nach 4 Kategorien
  - ND im Bezug zur Hauptdiagnose (z. B. pathologische Fraktur)
  - ND im Bezug zur Therapie (z. B. postoperative Thrombose)
  - ND/Komplikationen unabhängig von der HD und der Therapie (z. B. Fraktur nach Sturz)
  - ND ohne Bezug zur Hauptdiagnose (mitgebrachte Krankheiten mit Aufwand)
- Ermitteln pflegerelevanter Nebendiagnosen (siehe Anhang)

- Abgleich der Medikamentengabe mit den Diagnosen
- Abgleich der Untersuchungsergebnisse inkl. Labor mit den Diagnosen
- Überprüfung der Prozeduren, vor allem der splitrelevanten Prozeduren (z. B. Dialyse)
- Überprüfung, ob ZE-fähige Prozeduren erfolgten
- Überprüfung, ob zu Prozeduren passende Diagnosen kodiert wurden
- Gegenprobe: findet sich zu allen kodierten Diagnosen in der Krankenakte eine begründende Dokumentation?
- Probegruppierung und Korrektur der erkannten Fehler
- Überprüfung der weiteren Regeln:
  - Ist bei internen Verlegungen die endgültige HD für den ganzen Fall korrekt gewählt?
  - Liegen Gründe für eine Fallzusammenführung vor, z. B. eine Komplikation als Wiederaufnahmegrund?
  - Liegt eine geplante Folgebehandlung vor (dann HD die Grunderkrankung)
- Weiterleitung zur Nachkontrolle und Abrechnung

1.5 Typische Diagnosen-Prozeduren-Paare

Die Kodierlogik fordert die gleichzeitige Erfassung von zueinander passenden Kodes für eine Diagnose und eine Prozedur (z. B. eine Anämie-Diagnose bei Erfassung eines Kodes für die Transfusion von Erythrozyten-Konzentraten). Die „Paare" müssen nicht gleichzeitig vorkommen, es sollte aber jeweils die Plausibilität bei Fehlen eines Teils des Paares überprüft werden (z. B. kann eine Anämie-Diagnose auch ohne Gabe von Erythrozyten-Konzentraten kodiert werden, wegen des hohen Aufwands der Transfusion aber nicht umgekehrt). Als Faustregel gilt: Die Kodierbarkeit einer Prozedur rechtfertigt auch die Kodierung der dazu gehörenden Diagnose(n), da OPS-Prozeduren per definitionem mit einem gewissen Aufwand vergesellschaftet sind.

Die folgende Liste erhebt keinen Anspruch auf Vollständigkeit, deckt aber typische Situationen ab.

Diagnosen		**Prozeduren**	
N17–N19	[Kode für Niereninsuffizienz] ggf. weitere Nierenerkrankung bei Mehrtagesfall: nicht Z99.2 und Z49.1*	8-853 8-854 8-855 8-856 8-857 8-85a	[Hämofiltration] [Dialyse] [Hämodiafiltration] [Hämoperfusion] [Peritonealdialyse] Dialyse nach TPL
		8-831.5	Legen großlumiger Katheter
Z49.2	Sonstige/Peritoneal-Dialyse		
Z49.1 Z99.2 Z49.1	Extrakorporale Dialyse und Abhängigkeit von Dialyse werden bei Mehrtagesfällen nicht kodiert. ist HD bei Tagesfall Aufnahme zur Dialyse! [1401e]*		
D50–	[Anämie]	8-800.c-	Gabe von EKs
D64			(Menge!)
D69	[Purpura und hämorrhagische Diathesen, Thrombopenie]	8-800.9- 8-800.p-	Gabe von patientenbezogenen THK
		8-800.g 8-800. m-	Gabe von TK
		8-800.h- 8-800.n-	Gabe von pathogeninakt. TK
		8-800.f- 8-800.k-	Gabe von Apherese-THK
		8-800.d- 8-800.j	Gabe von pathogeninakt. Apherese-TK

* Die Kodierregel [1401e] ist durch Streichung der nicht bewerteten DRG L61Z seit 2016 nicht mehr erlösrelevant, die entsprechenden Fälle werden seitdem in L71Z eingruppiert.

2 Spezielle Kodierregeln Viszeralchirurgie

2.1 Allgemeine Regeln

2.1.1 Allgemeine Hinweise zu Diagnosen

Generell können Diagnosen nur dann kodiert werden, wenn therapeutische oder diagnostische Maßnahmen bzw. ein erhöhter Betreuungs-, Pflege- und/oder Überwachungsaufwand während der stationären Behandlung bestand. Nun sind diese Begriffe sehr dehnbar. Im Einzelfall ist nicht immer klar, ob z. B. eine bestimmte Untersuchung bereits als „diagnostische Maßnahme" gelten kann, vor allem, wenn ein Test nur wenige Euro kostet und daher zumindest keinen hohen finanziellen Aufwand bedeutet.

Klar kodierbar sind all die Diagnosen mit Maßnahmen, die eine OPS-Ziffer besitzen und/oder erheblichen Aufwand bedeuten. Dies gilt gleichermaßen für diagnostische und therapeutische Maßnahmen. Konsens ist ebenfalls, dass minimale Tätigkeiten wie eine Blutbildkontrolle und Zufallsbefunde ohne weitere Abklärung nicht die Kodierung einer Diagnose rechtfertigen. Zwischen diesen beiden Bereichen gibt es allerdings eine große Grauzone nicht klar abgegrenzter und definierter Diagnosen. Mit der Zeit werden die relevanten Definitionen verbindlich geklärt werden müssen. Zusätzlich sind die Krankenhäuser und vor allem die Fachgesellschaften gefordert, möglichst viele offene Fragen in Absprache mit den MD-Gremien zu klären.

Die exakte Kodierung der Nebendiagnosen hat immense Bedeutung sowohl für den kurzfristigen Erlös des einzelnen Krankenhauses als auch für die langfristige Weiterentwicklung des Systems. Die Kosten- und Leistungsdaten eines Kalkulationskrankenhauses werden nicht nur zur Erstellung der aktuellen Rechnung, sondern auch als Datenbasis für zukünftige Kalkulationen verwendet. Dies ist das Prinzip des viel zitierten „selbst lernenden Systems". Und hier steckt auch schon das erste Dilemma:

der Kodierer wird sich immer wieder entscheiden müssen zwischen dem kurzfristigen „Profit“ und der sinnvollen langfristigen Entwicklung des Fallpauschalensystems. Hier herrscht ein permanenter Interessenkonflikt. Ein Beispiel soll dies verdeutlichen:

Beispiel

Eine Anämie hat als Nebendiagnose in der Regel einen CCL größer Null. In Klinik A wird diese Nebendiagnose bereits kodiert, wenn der Hb-Wert nur knapp unter die Normgrenze fällt (medizinisch korrekt). Klinik B definiert die Anämie sehr streng als nur dann kodierbar, wenn es zu einer Substitution von Erythrozyten-Konzentraten kommt.

Kurzfristige Konsequenz:

Klinik A wird wahrscheinlich höhere Splits und damit einen höheren Erlös haben als Klinik B (wahrscheinlich auch mehr Auseinandersetzungen mit dem MD).

Langfristige Konsequenz:

Die vielen Anämie-Kodes der Klinik A (auch bei den „leichten“ Fällen kodiert) verwässern die Analyse und Kalkulation der Fallpauschalen, führen zu einer Abwertung des CCLs der Anämie-Diagnosen und zu einer Erlössituation, unter der letztlich alle leiden, insbesondere Kliniken mit hohen Kosten bei diesen Diagnosen. Oder anderes formuliert: eine Nebendiagnose, die bei jedem Patienten auftaucht, ist sehr bald kein Kostentrenner mehr und damit nicht mehr erlösrelevant. Und umgekehrt: eine seltene Nebendiagnose, hinter welcher viel Aufwand und Ressourcenverbrauch stecken, wird entsprechend in der Kalkulation aufgewertet. So wurde die akute Blutungsanämie (D62) seit 2008 abgewertet, wahrscheinlich aufgrund der oben genannten Mechanismen. Seitdem erfolgten jährlich Abwertungen und Streichungen häufiger Nebendiagnosen. Aber es gibt auch (seltenere) positive Beispiele von Aufwertungen oder Neuaufnahmen.

2.1.2 Kodierung von Nebendiagnosen mit CCL von 0

Die meisten Nebendiagnosen haben einen CCL von 0 und sind damit für die aktuelle Ermittlung der DRG ohne Belang. Trotzdem müssen diese Diagnosen kodiert werden, wenn sie die Kriterien des Aufwandes in diagnostischer, pflegerischer oder therapeutischer Sicht erfüllen. Auch hier steht die langfristige Weiterentwicklung des Systems im Vordergrund: werden Diagnosen mit aktuell fehlendem Gewicht bei Aufwand kodiert, kann in zukünftigen Kalkulationen diesen Diagnosen aufgrund der Leistungs- und Kostendaten u. U. ein CCL zugewiesen oder eine neue DRG/ein neuer Split geschaffen werden.

Ferner können scheinbar „irrelevante" Kodes trotz fehlender Bewertung als Nebendiagnose im CCL-System ein direktes Splitkriterium in einer DRG darstellen oder in einer Funktion quasi „unsichtbar" zu einem Mehrerlös beitragen. Ein Beispiel ist der Basis-Kode *Z94 Zustand nach Transplantation* (in der Vergangenheit ohne CCL bewertet). Diese Kodes steuern in spezielle DRGs für Probleme bei transplantierten Patienten. Seit 2008 sind diese Nebendiagnosen zusätzlich sogar CCL-relevant. So hat der Zustand nach Stammzelltransplantation (Z94.80 oder .81) in medizinischen DRGs einen CCL-Wert zwischen 1 und 3. Dies bedeutet, wie gesagt, dass selbst scheinbar unwichtige Nebendiagnosen sorgfältig kodiert werden müssen.

Als allgemeines Grundprinzip kann gelten: bei der Kodierung nicht auf den Erlös, die DRG oder das Relativgewicht achten, sondern bei jeder Diagnose immer wieder hinterfragen: Stimmt die Diagnose und stellte sie während des betreffenden Aufenthalts einen Aufwand dar?

2.1.3 Reihenfolge der Nebendiagnosen

Es gibt keine Richtlinie, welche die Reihenfolge der Nebendiagnosen regelt. Dennoch sollten, wenn möglich, die wichtigen Nebendiagnosen, insbesondere die mit CCL versehenen Komorbiditäten und Komplikationen, zuerst genannt werden [D003u].

Weiterhin sind die Regeln zur Reihenfolge der Nebendiagnosen bei Mehrfachkodierung zu beachten (häufiger Fehler!): Im ICD-10-System gibt es verschiedene Kategorien von Diagnosen: Kodes ohne weitere Kennzeichen oder mit einem Kreuz („Ätiologie"- oder „Kreuzdiagnosen") heißen **Primär**-Diagnoseschlüssel. Kodes mit einem Stern („Manifestations-" oder „Stern"-Diagnosen) sowie Kodes mit einem Ausrufezeichen am Ende (Erläuterungen, Sonstiges) werden als **Sekundär**-Diagnoseschlüssel bezeichnet.

Es gelten folgende Regeln [D012v]:

- bei Kreuz/Stern-System Primär- immer vor Sekundär-Diagnoseschlüssel
- Ein Primär-Diagnoseschlüssel gilt für alle folgenden Sekundär-Diagnoseschlüssel bis zum Auftreten eines neuen Primär- Diagnoseschlüssels.
- Ein Sekundär-Diagnoseschlüssel kann nie mit einem anderen Sekundär- Diagnoseschlüssel verbunden werden.
- Ein Sekundär-Diagnoseschlüssel kann nie Hauptdiagnose sein.

2.2 Spezielle Kodierregeln

2.2.1 Geplanter Folgeeingriff [D005d]

Wird ein Patient zu einer zweiten oder weiteren Operation nach einem Ersteingriff, die zum Zeitpunkt des Ersteingriffs im Rahmen der Gesamtbehandlung bereits als Folgeeingriff geplant war, stationär aufgenommen, wird die ursprüngliche Krankheit als Hauptdiagnose kodiert. Das gilt auch dann, wenn die ursprüngliche Krankheit nicht mehr vorhanden ist.

Beispiel

Ein Patient wird zur geplanten Rückverlagerung eines Ileostomas, das bei einer früheren Operation wegen eines Rektumkarzinoms angelegt wurde, stationär aufgenommen.

HD C20 *Bösartige Neubildung des Rektums*
ND Z43.2 *Versorgung eines Ileostomas*

2.2.2 Geplante Behandlung kann nicht durchgeführt werden [D007f]

Wird ein Patient elektiv zu einer geplanten Maßnahme stationär aufgenommen (z. B. OP eines Malignoms) und diese Maßnahme kann aus irgendeinem Grund nicht durchgeführt werden, so dass der Patient wieder unmittelbar entlassen wird, ist folgendermaßen zu kodieren:

1. Nichtdurchführung der Maßnahme aus technischen Gründen (z. B. Gerät zur intraoperativen Bestrahlung ist defekt):

HD:	*[Diagnose, die ursprünglich zur stationären Aufnahme führte]*
ND: Z53	*Personen, die Einrichtungen des Gesundheitswesens wegen spezifischer Maßnahmen aufgesucht haben, die aber nicht durchgeführt wurden*

2. Nichtdurchführung der Maßnahme auf Grund einer Krankheit oder einer Komplikation, die bei der Aufnahme festgestellt wird:

HD:	*[Diagnose, die ursprünglich zur stationären Aufnahme führte]*
ND: Z53	*Personen, die Einrichtungen des Gesundheitswesens wegen spezifischer Maßnahmen aufgesucht haben, die aber nicht durchgeführt wurden*
ND	*[Krankheit oder Komplikation, welche die Maßnahme verhindert hat]*

Hinw.: Diese Fälle werden wegen Fehlbelegungspotenzials kritisch gesehen. Daher sollte eine Entscheidung über die stationäre Aufnahme am besten schon vorher ambulant abgeklärt werden oder ggf. der Fall bei geringen Kosten (z. B. nur wenig Labor) storniert werden. Dadurch lassen sich „Z53-Fälle" auf die medizinisch unvermeidbaren reduzieren.

Achtung:
Muss ein Patient wegen der bei Aufnahme entdeckten Erkrankung länger im Krankenhaus verbleiben und verursacht dadurch Kosten, besteht durchaus Dissens über die Hauptdiagnose! In einer Entscheidung aus dem Jahr 2006 hat das Sozialgericht Würzburg bestätigt, dass bei „Z53-Fällen" in solchen Situationen die zur Verschiebung führende Erkrankung zur Hauptdiagnose wird. Im entsprechenden Fall war eine Patientin zur Hüft-TEP elektiv stationär aufgenommen worden, dann aber wurde bei Aufnahme ein Kolonkarzinom entdeckt. Daraufhin wurde die Hüft-TEP abgesetzt und das Kolonkarzinom operiert. Das Sozialgericht hat im Dissens zum MD-Gutachten das Kolonkarzinom bestätigt. In der Begründung wurde die leistungsorientierte Vergütung betont (AZ S 15 KR 293104 vom 13.11.2006). Diese Entscheidung wurde auch durch das SG Meiningen in einem ähnlich gelagerten Fall 2011 bestätigt: Eine Patientin war nach einem Verkehrsunfall wegen Kopf- und Nackenschmerzen, Gefühlsstörungen sowie Übelkeit und Erbrechen mit der Annahme eines HWS-Schleudertraumas stationär aufgenommen worden. Bei der Erstuntersuchung stellte sich heraus, dass die Patientin auch ein NHL hatte. Beide Erkrankungen wurden behandelt, vom Krankenhaus das NHL wegen des höheren Ressourcenverbrauchs als Hauptdiagnose angegeben. Obwohl der MD das NHL als „Zufallsdiagnose" ablehnte, gab das Gericht dem Krankenhaus recht (AZ S 16 KR 2952/09 vom 15.2.2011). Beide Urteile sind rechtskräftig.

Daraus ergeben sich genauere Entscheidungsalgorithmen für die Hauptdiagnose:

- Bei unmittelbarer Entlassung bleibt die Regel D007f mit der ND Z53 bestehen.
- Bei Behandlung der neuen, zuvor noch nicht bekannten Erkrankung entscheidet bei konkurrierenden HD der höhere Ressourcenverbrauch über die HD.
- Es geht bei der HD nicht um die Veranlassung der Krankenhausaufnahme, sondern um die Veranlassung des stationären Krankenhausaufenthaltes.
- Einweisungs-, Aufnahme- und Hauptdiagnose müssen daher nicht übereinstimmen.

Eine mögliche HD muss bei Aufnahme schon bestanden haben, muss aber noch nicht diagnostiziert sein („nach Analyse").

Die HD muss die stationäre Verweildauer mitbestimmt haben.

2.2.3 Prozedurenkomponenten [P001f]

Normalerweise ist eine Prozedur vollständig mit all ihren Komponenten, wie z. B. Vorbereitung, Lagerung, Anästhesie, Zugang, Naht, usw., in einem Kode abgebildet. Abweichungen hiervon sind in den Hinweisen zum entsprechenden OPS beschrieben.

Daher müssen diese individuellen Komponenten einer bereits kodierten Prozedur nicht noch einmal gesondert kodiert werden.

Beispiel

Die Laparoskopie als operativer Zugang ist enthalten in

5-511.11 *Cholecystektomie, einfach laparoskopisch, ohne laparoskopische Revision der Gallengänge*

2.2.4 Kombinationskodes [P003s]

Der OPS-Katalog beinhaltet auch Kodes für kombinierte Eingriffe einschließlich ihrer Komponenten, bei denen mehrere einzeln durchführbare Eingriffe in einer Sitzung vorgenommen werden. Sie sind immer dann zu verwenden, wenn sie den kombinierten Eingriff vollständig beschreiben und die Kodierrichtlinien bzw. Hinweise nichts anderes vorschreiben.

Beispiel

5-063.2 *Thyreoidektomie mit Parathyreoidektomie*

2.2.5 Versorgung intraoperativer Komplikationen [P003s]

Die Versorgung von intraoperativen Komplikationen wird gesondert kodiert.

2.2.6 Nicht vollendete oder unterbrochene Prozedur [P004f]

Wenn eine Prozedur aus irgendeinem Grund unterbrochen oder nicht vollendet wurde, ist wie folgt vorzugehen:

1. Wenn von einem laparoskopisch/endoskopischen Verfahren auf „offen chirurgisch" umgestiegen wird, so ist zu prüfen, ob es für den Umstieg einen eigenen Kode im OPS gibt.
   a) Gibt es einen spezifischen Kode für „Umsteigen auf offen chirurgisch", so ist dieser zu verwenden.

Beispiel

5-454.02 *Resektion des Dünndarms, Segmentresektion des Duodenums, Umsteigen laparoskopisch – offen chirurgisch*

---

   b) Gibt es dafür keinen spezifischen Umsteigekode, so wird nur die offen chirurgische Prozedur kodiert.

Beispiel

5-538.40 *Verschluss einer Hernia diaphragmatica, mit alloplastischem Material, offen-chirurgisch, abdominal*

---

2. Gibt es einen spezifischen Kode für eine misslungene Prozedur, so ist dieser zu verwenden. In diesen Fall ist der Zusatzkode *5-995 Vorzeitiger Abbruch einer Operation (Eingriff nicht komplett durchgeführt)* nicht anzugeben.

3. Lässt sich die bisher erbrachte Teilleistung mit dem OPS kodieren, so wird nur die Teilleistung kodiert.

Beispiel
Wenn die Operation eines Pankreaskarzinoms vor der Präparation des Pankreas wegen Inoperabilität abgebrochen wurde, wird nur die durchgeführte Laparotomie kodiert.

5-541.0 *Explorative Laparotomie*

4. Wird eine Prozedur nahezu vollständig erbracht, so wird sie ohne Zusatzkode 5-995 kodiert. Hier empfiehlt sich dann eine gute Dokumentation im OP-Bericht.

5. In allen anderen Fällen ist die geplante, aber nicht komplett durchgeführte Prozedur zu kodieren; bei Operationen ist zusätzlich der OPS-Kode 5-995 anzugeben.

2.2.7 Wiedereröffnung eines Operationsgebietes/ Reoperation [P013v]

Bei der Wiedereröffnung eines Operationsgebietes zur
- Behandlung einer Komplikation
- Durchführung einer Rezidivtherapie
- Durchführung einer anderen Operation in diesem Operationsgebiet

ist zunächst zu prüfen, ob die durchgeführte Operation mit Wiedereröffnung des Operationsgebietes im OPS-Katalog durch einen spezifischen Kode im betreffenden Organkapitel kodiert werden kann, wie z. B.:

5-289.1 *Operative Blutstillung nach Tonsillektomie*
5-821.12 *Wechsel einer Femurkopfprothese in Totalendoprothese, nicht zementiert*

Gibt es keinen spezifischen Kode, dann ist die durchgeführte Operation zusammen mit einem Kode, wie z. B.

5-349.6 *Reoperation an Lunge, Bronchus, Brustwand, Pleura, Mediastinum oder Zwerchfell*
5-379.5 *Reoperation an Herz und Perikard*
5-559.3 *Revisionsoperation an der Niere*

5-749.0 Resectio
5-839.5 Revision einer Wirbelsäulenoperation
5-983 Reoperation

für die Reoperation anzugeben.

Für 2023 wurden in dieser DKR die Reoperationen an der Wirbelsäule aufgenommen.

Beispiel

5-062.8 Andere partielle Schilddrüsenresektion: subtotale Resektion
5-983 Reoperation

2.2.8 Organentnahme und Transplantation [P015u]

Bei Organentnahme und Transplantation ist zwischen Spender und Empfänger zu unterscheiden. Bei der Spende wird zwischen einer Lebendspende und einer postmortalen Spende unterschieden. Bei autogener Spende sind Spender und Empfänger identisch.

1. Untersuchung eines potenziellen Organ- oder Gewebespenders

Wird ein potenzieller Spender zu Voruntersuchungen vor einer möglichen Lebendspende stationär aufgenommen, ist als Hauptdiagnose

Z00.5 Untersuchung eines potentiellen Organ- oder Gewebespenders

zu kodieren, sofern die Organ- oder Gewebeentnahme nicht während desselben stationären Aufenthaltes erfolgt. Kodes aus

Z52.- Spender von Organen und Gewebe

sind **nicht** anzugeben.

2. Lebendspende

Für Lebendspender, die zur Spende von Organen oder Gewebe aufgenommen werden, ist als Hauptdiagnose ein Kode aus

Z52.- Spender von Organen und Gewebe

anzugeben, wenn während desselben stationären Aufenthaltes die Organ- oder Gewebeentnahme durchgeführt wird. Ebenfalls sind die entsprechenden Prozedurenkodes zur Entnahme des Transplantates zu kodieren (siehe auch Tabelle 1 in DKR P015u).

Beispiel

Ein Fremdspender wird zur Lebendspende einer Niere aufgenommen. Eine Nephrektomie zur Transplantation wird durchgeführt. Behandlungsrelevante Nebendiagnosen bestehen nicht.

HD Z52.4	*Nierenspender*
OPS 5-554.8	*Nephrektomie zur Transplantation, Lebendspender*

Bei **autogener Spende und Transplantation** während eines stationären Aufenthaltes sind Kodes aus *Z52.- Spender von Organen und Gewebe* **nicht** anzugeben. Die Haupt- und Nebendiagnosen sowie die OPS-Kodes für die Entnahme des Transplantates und die Kodes für die eigentliche Transplantation sind anzugeben. Dies betrifft v. a. Stammzelltransplantationen.

3. Postmortale Spende nach Hirntod im Krankenhaus

(Kriterien für eine mögliche postmortale Spende sind: Hirntod nach den Richtlinien der Bundesärztekammer, Einwilligung und klinische Eignung)

Die Kodierung bei einem Patienten, der als Organspender in Frage kommt, unterscheidet sich nicht vom üblichen Vorgehen bei der Verschlüsselung von Diagnosen und Prozeduren: als Hauptdiagnose ist diejenige Erkrankung oder Verletzung zu kodieren, die die Aufnahme veranlasst hat, hinzukommen vorliegende Nebendiagnosen und die durchgeführten Prozeduren.

Der entsprechende Kode für die Organentnahme bzw. der *Kode 8-978 Aufrechterhaltung der Homöostase* für die postmortale Organspende sind **nicht** zu kodieren (siehe auch Hinweise hierzu im OPS). Ebenso ist der *Kode Z00.5 Untersuchung eines potentiellen Spenders eines Organs oder Gewebes* **nicht** anzugeben.

4. Transplantation

Empfänger des transplantierten Organs bekommen als Hauptdiagnose den Grund der Aufnahme und den entsprechenden Prozedurenkode für die Transplantation. Es ist nicht notwendig, die Entfernung des erkrankten Organs zu kodieren. Domino-Transplantationspatienten (wenn der Patient während der Behandlungsphase ein Organ sowohl erhält als auch spendet (z. B. Leber) erhalten eine Spender-Nebendiagnose aus Z52.- Spender von Organen und Geweben und die Prozedurenkodes für die Transplantation und für die Entnahme (mit der Transplantation als Hauptprozedur).

Versagen und Abstoßungsreaktion nach Transplantation

Wird ein Patient aufgrund eines Versagens oder einer Abstoßungsreaktion nach Transplantation eines Organs oder Gewebes oder einer Graft-versus-host-Krankheit (GVHD) aufgenommen, wird ein Kode aus T86. – Versagen und Abstoßung von transplantierten Organen und Geweben als Hauptdiagnose zugewiesen.

Erfolgt die Aufnahme aus einem anderen Grund als des Versagens oder der Abstoßungsreaktion nach Transplantation, so ist T86. – Versagen und Abstoßung von transplantierten Organen und Geweben nicht als Hauptdiagnose anzugeben

2.2.9 Primärtumor als Hauptdiagnose [0201u]

Erfolgt die stationäre Aufnahme zur Diagnostik und/oder Behandlung eines Malignoms, so ist das Malignom die Hauptdiagnose. Dies gilt auch, wenn das Malignom gar nicht mehr vorhanden ist (Beispiel: Chemotherapie nach R0-Resektion eines soliden Tumors). Das Malignom bleibt Hauptdiagnose, bis die Behandlung endgültig abgeschlossen ist. Das beinhaltet alle Aufenthalte, die das Malignom und seine Behandlung betreffen, wie Operationen, Chemotherapien, Strahlungstherapien, Port-Anlage (siehe MD-Empfehlungen Nr. 36 und 237). Staging und Zwischenstaging (Restaging nicht immer!), Überwachung von Chemotherapiefolgen, Behandlung erwarteter Nebenwirkungen von Therapien (siehe Definition der „Komplikation“) usw. Auch die ausschließliche Diagnostik ohne histologische Sicherung oder weitere Therapie (z. B. wegen infauster Prognose) rechtfertigt die Kodierung des Primärtumors als HD und ggf. aller gefundenen Metastasen als ND bei systemischer Therapie (Beispiel: CT-morphologische Diagnose eines metastasierten Bronchialkarzinoms, siehe auch MD-Empfehlungen Nr. 61 und 409).

Wird die Tumorerkrankung nicht direkt behandelt (Beispiel: Tumorpatient kommt mit Infekt und nur der Infekt wird behandelt), so wird nach einer Entscheidung des Bundesschlichtungsausschusses die Tumordiagnose für diesen Aufenthalt Nebendiagnose (siehe auch MD-Empfehlungen Nr. 36 und 518). War der Aufnahmegrund weder die maligne Erkrankung noch die Chemo-/Strahlentherapie, so ist die Hauptdiagnose gemäß DKR D002 Hauptdiagnose zu wählen.

2.2.10 Hauptdiagnose bei notwendigen Folgebehandlungen

Laut DKR 0201u ist der Malignom-Kode als Hauptdiagnose für jeden Krankenhausaufenthalt zur Behandlung der bösartigen Neubildung und zu notwendigen Folgebehandlungen (z. B. Operationen, Chemo-/Strahlentherapie, sonstige Therapie) sowie zur Diagnostik (z. B. Staging) anzugeben, bis die Behandlung endgültig abgeschlossen ist. Um diesen Satz wurde seit Jahren in vielen Gremien der Selbstverwaltung heftig gestritten, sodass der erste Bundesschlichtungsausschuss im Sommer 2016 eine definitorische Klarstellung beschloss, welche als Fußnote in die DKR aufgenommen wurde.

Tumorpatienten müssen häufig auch zur Überwachung und Behandlung von Folgen der Behandlung oder des Tumors aufgenommen werden, so z. B. bei Fieber in der Aplasie. Nicht selten bestehen bereits bei Aufnahme oder entwickeln sich im Verlauf der stationären Behandlung weitere Folgen der Tumortherapie. Oft beharren Krankenhäuser mit Verweis auf die o. g. Kodierregel 0201 grundsätzlich auf dem Tumor als Hauptdiagnose, ebenso beharrlich lehnt der MD dies ab und fordert eine mehr oder weniger willkürlich gewählte Folge/Komplikation als Hauptdiagnose. Hier wählte der Bundesschlichtungssauschuss 2016 eine Differenzierung nach der Anzahl der behandelten Folgen/Komplikationen.

Grundsätzlich wird bei den Folgebehandlungen nun unterschieden zwischen Behandlung einer einzelnen Folge/Komplikation (dann in Analogie zur Symptomregelung aus D002 HD diese Komplikation/Folge, Nebendiagnose der Tumor) und Behandlung von mehr als einer Folge/Komplikation (dann HD Tumor). Dabei wird nicht unterschieden, ob diese Folge Tumor- oder Therapie-bedingt ist. Diese wünschenswerte Klarstellung löst eine Vielzahl strittiger und häufiger Konstellationen. Aufgrund der Wichtigkeit hier der Wortlaut der entscheidenden Passage:

Zitat: *„Wird bei einem Patienten – mit zum Zeitpunkt der Aufnahme bekanntem Malignom und bevor die Malignombehandlung endgültig abgeschlossen ist – während des stationären Aufenthaltes ausschließlich eine einzelne Erkrankung (oder Komplikation) als Folge der Tumortherapie oder eines Tumors behandelt, wird in diesem Fall die behandelte Erkrankung als Hauptdiagnose angegeben und der Tumor als Nebendiagnose. Hiervon ausgenommen sind solche Fälle, bei denen weitere diagnostische oder therapeutische Maßnahmen in direktem Zusammenhang mit der Tumorerkrankung durchgeführt werden."*

Der komplette Text des Beschlusses ist nachzulesen unter https://www.dkgev.de/fileadmin/default/Beschluss_Schlichtungsausschuss_Bund_gem.____17c_Abs._3__KHG.pdf.

Auch die SEG 4 des MD hat diese Regel inzwischen in ihre Kodierempfehlungen integriert (z. B. Empfehlung Nr. 134, 237, 349, 583). Allerdings verbleiben trotz des Schlichtungsspruches

Unklarheiten. So lehnen bei der Behandlung mehrerer Folgen einige MDen den Tumor als HD weiterhin ab und wählen mehr oder weniger willkürlich eine der Folgen als HD, was in offensichtlichem Widerspruch zur DKR 0201 steht. Vereinzelt wird eine artefizielle Unterscheidung in Komplikationen und Folgen vorgenommen, welche dann unterschiedlich gehandhabt werden. Auch dies hat der Schlichtungsspruch definitiv ausgeschlossen. Der Hauptstreit betrifft aber die Konstellation, bei der neben einer Tumorfolge auch noch der Tumor behandelt wird. Hier wird vom MD oft die Hauptdiagnoseregelung D002 außer Kraft gesetzt und der Tumor reflexartig zur HD gemacht, obwohl hier im Sinne konkurrierender HD zwischen dem Tumor und der Folge abgewogen werden müsste und die Diagnose mit dem höheren Ressourcenverbrauch die HD darstellt. Dies hat der alte Bundesschlichtungsspruch zwar gemeint, aber leider nicht explizit textlich klargestellt.

Beispiel: Ein Patient wird zur Behandlung einer Pneumonie nach Chemotherapie stationär aufgenommen und 2 Wochen intensiv behandelt. Am Entlasstag erfolgt noch eine Messung eines Tumormarkers. Dies rechtfertigt für den MD die HD Tumor, obwohl die Pneumonie einen weit höheren Ressourcenverbrauch hatte und die korrekte HD ist.

Der neue Bundesschlichtungsausschuss hat in einer Revision der Kodierempfehlung Nr. 134 am 06.10.2020 (inzwischen integriert in die DKR 0201) die Sichtweise des alten Schlichtungsausschusses bestätigt. In dem beschriebenen Fall ist das Rektumkarzinom mit dem Kode *C20 Bösartige Neubildung des Rektums* als Hauptdiagnose zu kodieren. Da in diesem Fall der Dissens im Kern zu einer Nebendiagnose bestand und der MD die Hauptdiagnose C20 eher damit begründet, dass weitere Diagnostik im Zusammenhang mit dem Tumor erfolgte, ist diese Klarstellung aber für die o. g. Differenzen nicht weiter hilfreich. Auch hat sich der Bundesschlichtungsausschuss hier um die Entscheidung gedrückt, ob und wie der Konflikt zwischen dem Ressourcenverbrauch verschiedener HD bei gleichzeitiger Behandlung des Tumors hier zu lösen ist bzw. ob die entsprechende Regelung aus

D002 trotzdem gültig ist (wie es weiter oben im entsprechenden Text der DKR 0201 steht).

Auch bei der Entscheidung zur Kodierempfehlung Nr. 231 der SEG 4 des MD wurde lediglich auf die alte Entscheidung verwiesen. Dieser Fall war aber eindeutiger, da hier keine Diagnostik oder Therapie des Tumors erfolgte, sondern der Patient ausschließlich zu einer Fistelresektion aufgenommen wurde (dann als HD die Fistel mit dem Kode *K12.28 Sonstige Phlegmone und Abszess des Mundes* zu kodieren).

Gleichermaßen verhält es sich bei der Entscheidung des Bundesschlichtungsausschusses zur Kodierempfehlung Nr. 583. Hier ist eine Epilepsie aufgrund einer Hirnmetastasierung die HD, da sonst keine Tumorbehandlung erfolgte. Interessant dabei: Hirnmetastasen und der Tumor sind laut SAB als Nebendiagnosen zu verschlüsseln, obwohl kein Aufwand vorlag. Dies bestätigt die langjährige Kodier-Praxis, für die HD ursächliche Metastasen und Tumore entgegen dem Wortlaut der DKR D003 zu verschlüsseln.

2.2.11 Metastasen als Hauptdiagnose [0201u]

Erfolgt die Aufnahme nur zur Behandlung von Metastasen, ist/sind die Metastase(n) als Hauptdiagnose-Kode anzugeben und zusätzlich, sofern bekannt, eine bzw. mehrere Nebendiagnose(n) für den Primärtumor. Das primäre Malignom ist selbst einige Jahre nach der Resektion des Primärtumors Nebendiagnose, da der Patient nach wie vor wegen dieses Malignoms behandelt wird. Ist die Lokalisation des Primärtumors unbekannt, ist ein Kode aus C80.- Bösartige Neubildung ohne Angabe der Lokalisation zu kodieren.

Sonderfall: Erfolgt die Aufnahme des Patienten sowohl zur Behandlung des Primärtumors als auch der Metastasen, ist gemäß DKR D002 Hauptdiagnose (zwei Diagnosen erfüllen gleichzeitig das Kriterium der Hauptdiagnose) diejenige Diagnose als Hauptdiagnose auszuwählen, die die meisten Ressourcen verbraucht hat.

2.2.12 Metastasen als Nebendiagnose [0201u]

Wichtig ist die Prüfung einer möglichen Kodierung aller Metastasen als Nebendiagnosen, da diese oft abrechnungsrelevant sind.

Generell ist jeder Aufwand, z. B. Bestrahlung oder andere lokale Maßnahmen, bei Metastasen Grund zur Kodierung. Bei Aufnahme zur systemischen Chemo-, Strahlen- oder Antikörpertherapie können grundsätzlich alle Metastasen als Nebendiagnosen verschlüsselt werden. Bei operativen Eingriffen am Primärtumor können diejenigen Metastasen als Nebendiagnosen kodiert werden, die mit dem Primärtumor entfernt wurden (z. B. bestimmte Lymphknotenregionen).

2.2.13 Rezidiv eines primären Malignoms [0201u]

Sofern ein primäres Malignom, das bereits früher aus demselben Organ oder Gewebe radikal entfernt wurde, rezidiviert, ist es als primäres Malignom des angegebenen Gebietes zu verschlüsseln, d.h. ein Rezidiv ist wie ein Primärtumor zu kodieren.

2.2.14 Ausgedehnte Exzision eines Tumorgebietes [0201u]

Bei Aufnahmen zur ausgedehnten Exzision eines bereits früher entfernten Tumors ist der Kode für den Tumor zuzuweisen, selbst wenn der histopathologische Befund keinen Hinweis auf einen Resttumor ergibt.

2.2.15 Malignomnachweis nur in der Biopsie [0201u]

Wenn das Ergebnis einer Biopsie zur Diagnose eines Malignoms führt, sich aber im Operationsmaterial keine malignen Zellen finden, ist die ursprüngliche Diagnose, die aufgrund der Biopsie gestellt wurde, zu kodieren.

2.2.16 Wachstum per continuitatem [0206a]

Bei der Kodierung von soliden Tumoren gilt das Prinzip Lokalisation vor Histologie. Die Entscheidung über die Lokalisation ist in den meisten Fällen einfach, jedoch gilt es, vier besondere Situationen zu erkennen:

1. Organüberschreitendes Wachstum bei bekannter Primärlokalisation:
   - Bei organüberschreitendem Wachstum wird nur die Primärlokalisation kodiert, von der das Wachstum ausgeht. Beispiel: Infiltration eines Kolonkarzinoms in die Harnblase: nur das Kolonkarzinom wird kodiert.
2. Grenzüberschreitendes Wachstum bei unbekanntem Primärtumor innerhalb eines ICD-Kodes:
   - Wächst ein Tumor innerhalb eines Organs über Grenzen hinaus, welche durch einen ICD-Kode beschrieben werden können, gilt die Regel: Eine Neubildung, die mindestens 2 anatomisch-topographisch aneinandergrenzende Teilbereiche innerhalb einer dreistelligen ICD-Kategorie (Organ) überlappt und deren Ursprungsort nicht bestimmt werden kann, ist mit der Subkategorie .8 „mehrere Teilbereiche überlappend" zu kodieren. Hier besteht kein Überschreiten des Organs im Sinne des dreistelligen ICD-Kodes.

Beispiel

Ein Kolonkarzinom befällt Colon ascendens und rechte Flexur:

C18.8 *Kolonkarzinom, mehrere Teilbereiche überlappend*

3. Grenzüberschreitendes Wachstum bei unbekanntem Primärtumor über einen ICD-Kode hinaus:
   - Ist die Primärlokalisation nicht bekannt, können spezielle Kodes, die das befallene Gebiet organüberschreitend beschreiben, verwendet werden. In der Logik des ICD-Systems handelt es sich dabei um eine Überlappung über den dreistelligen Kode hinaus (in Abgrenzung zu Punkt 2).

Folgende Kodes finden für diese Situation Verwendung:

Kode	Bezeichnung
Organüberschreitendes Wachstum, „mehrere Teilbereiche überlappend	
C02.8	Zunge [da Kodes aus C01 und C02]
C08.8	Speicheldrüsen [da Kodes aus C07 und C08]
C14.8	Lippe, Mundhöhle, Pharynx
C21.8	Rectum, Anus, Analkanal
C24.8	Gallenwege [da Kodes aus C22 bis C24]
C26.8	Verdauungssystem
C39.8	Atmungsorgane und sonstige intrathorakale Organe
C41.8	Knochen und Gelenkknorpel
C49.8	Bindegewebe und andere Weichteilgewebe
C57.8	weibliche Genitalorgane
C63.8	männliche Genitalorgane
C68.8	Harnorgane
C72.8	Gehirn und andere Teile des ZNS
Sonderformen sind:	
C16.0	Kardia-Karzinom und Ca des Übergangs Magen-Speiseröhre
C19	Karzinom am Übergang vom Rectum zum Colon sigmoideum

Beispiel

Ein Karzinom wächst im Magen und Duodenum, Ursprung unklar:

C26.8 *Verdauungssystem, mehrere Teilbereiche überlappend*

4. Ungenau bezeichnete Lokalisation

Ist der Ursprungsort eines Tumors unklar oder unbekannt, und erstreckt sich der Tumor über benachbarte Strukturen noch hinaus, befällt also mehrere Organsysteme (z. B. Tumor unklarer Genese Gesicht und Hals), werden die Kodes aus

C76.-	*Bösartige Neubildung sonstiger und ungenau bezeichneter Lokalisationen*
C76.0	*Kopf, Gesicht und Hals*
C76.1	*Thorax, Axillaregion*
C76.2	*Abdomen*
C76.3	*Becken, Leistengegend*
C76.4	*Obere Extremität*
C76.5	*Untere Extremität*
C76.7	*Sonstige ungenau bez. Lokalisationen, mehrere Teilbereiche überlappend*

gewählt. Die Kodes sind nur anwendbar, wenn die Art des Tumors unklar ist. Ansonsten gilt die Regel für Wachstum per continuitatem. Diese Regel gilt auch, wenn im alphabetischen Verzeichnis des ICD-10 abweichende oder scheinbar spezifischere Kodes angeboten werden (siehe auch MD-Empfehlung Nr. 444).

2.2.17 Lymphangiosis carcinomatosa [0214d]

Eine Lymphangiosis carcinomatosa wird analog einer Metastasierung (s. a. DKR 0201 Auswahl und Reihenfolge der Kodes) kodiert.

C78.2	*Sekundäre bösartige Neubildung der Pleura* *Pleurakarzinose* *(Maligner Pleuraerguss in Kombination mit J91*)*
C78.6	*Peritonealkarzinose* *(Maligner Aszites in Kombination mit R18)*
C79.3	*Meningeosis carcinomatosa* *(auch: Liquor mit malignen Zellen)*

3 Halsorgane

3.1 Schilddrüse

Die häufigsten Schilddrüsenerkrankungen lassen sich mit folgenden Kodes aus dem ICD-10 GM verschlüsseln:

C73	*Bösartige Neubildungen der Schilddrüse und sonstiger endokriner Drüsen, bösartige Neubildung der Schilddrüse*
D09.3	*In-Situ-Neubildungen, Carcinoma in situ sonstiger und nicht näher bezeichneter Lokalisationen, Schilddrüse und sonstige endokrine Drüsen*
D34	*Gutartige Neubildungen, gutartige Neubildung der Schilddrüse*
D44.0	*Neubildungen unsicheren oder unbekannten Verhaltens, Neubildung unsicheren oder unbekannten Verhaltens der endokrinen Drüsen, Schilddrüse*
E00.-	*Krankheiten der Schilddrüse, angeborenes Jodmangelsyndrom*
E01.-	*Krankheiten der Schilddrüse, Jodmangelbedingte Schilddrüsenkrankheiten und verwandte Zustände*
E02	*Krankheiten der Schilddrüse, Subklinische Jodmangel-Hypothyreose*
E03.-	*Krankheiten der Schilddrüse, sonstige Hypothyreose*
E04.-	*Krankheiten der Schilddrüse, sonstige nichttoxische Struma*
E05.-	*Krankheiten der Schilddrüse, Hyperthyreose [Thyreotoxikose]*
E06.-	*Krankheiten der Schilddrüse, Thyreoiditis*
E07.-	*Krankheiten der Schilddrüse, sonstige Krankheiten der Schilddrüse*
*E35.0**	*Krankheiten sonstiger endokriner Drüsen, Störungen der endokrinen Drüsen bei andernorts klassifizierten Krankheiten, Krankheiten der Schilddrüse bei andernorts klassifizierten Krankheiten*

Die wohl am meisten verwendete Diagnosekodierung, die zu einer Operation führt, sind die ICDs E04.- und E05.- gefolgt von C73.

Zur Verschlüsselung der Operationen an der Schilddrüse sind folgende Prozedurenkodes im OPS-Katalog vorgesehen:

5-060.-	*Operationen an der Schilddrüse und an der Nebenschilddrüse, Inzision im Gebiet der Schilddrüse*
5-061.-	*Operationen an der Schilddrüse und an der Nebenschilddrüse, Hemithyreoidektomie*
5-062.-	*Operationen an der Schilddrüse und an der Nebenschilddrüse, andere partielle Schilddrüsenresektion*
5-063.-	*Operationen an der Schilddrüse und an der Nebenschilddrüse, Thyreoidektomie*
5-064.-	*Operationen an der Schilddrüse und an der Nebenschilddrüse, Operationen an der Schilddrüse durch Sterniotomie*
5-069.00	*Operationen an der Schilddrüse und an der Nebenschilddrüse, Naht (nach Verletzung), Schilddrüse*
5-069.10	*Operationen an der Schilddrüse und an der Nebenschilddrüse, Plastische Rekonstruktion, Schilddrüse*
5-069.2-	*Operationen an der Schilddrüse und an der Nebenschilddrüse, Exzision einer Zungengrundschilddrüse*
5-06a-	*Destruktion von erkranktem Gewebe der Schilddrüse*

Bei den OPS 5-061.-, 5-063.- und 5-064.- sind eine Neck dissection (siehe Kapitel 3.3) und das Monitoring des N. recurrens (5-069.4) zusätzlich zu kodieren. Während beim OPS 5-062.- nur das Monitoring des N. recurrens gesondert zusätzlich kodiert werden muss.

Die visuelle Darstellung des Nervus recurrens ist der Goldstandard bei einer Recurrens-schonenden Resektion an der Schilddrüse. Ein intraoperatives Monitoring (IONM) ergänzt diese visuelle Darstellung durch eine Funktionsanalyse. Hierdurch wird nicht nur zwischen nervalen und nicht-nervalen Strukturen unterschieden, sondern mit einer zunehmenden Sicherheit in der technischen

Anwendung kann auch die intraoperative Vorhersagekraft der postoperativen Stimmlippenfunktion deutlich verbessert werden.

Das intraoperative Monitoring des N. recurrens wird mit dem OPS 5-069.4- (Operationen an der Schilddrüse und an der Nebenschilddrüse, andere Operationen an der Schilddrüse und Nebenschilddrüse, Monitoring des N. recurrens im Rahmen einer anderen Operation) kodiert. Im OP-Bericht sollte beschrieben sein, ob ein kontinuierliches oder ein nicht-kontinuierliches Monitoring durchgeführt wurde, erst dadurch kann die 6. Stelle des OPS 5-069.4- verschlüsselt werden.

Beispiel

Ein Patient wird mit einem rechtsseitigen Schilddrüsenkarzinom stationär aufgenommen. Es wird eine Hemithyreoidektomie rechts ohne Neck dissection mit nicht kontinuierlichem Monitoring des N. recurrens durchgeführt.

HD	*C73*	*bösartige Neubildung der Schilddrüse*
OPS	*5-061.0*	*Hemithyreoidektomie ohne Parathreoidektomie*
	5-069.40	*Monitoring des N. recurrens im Rahmen einer anderen Operation, nicht kontinuierlich*

Auch die Darstellung der Nebenschilddrüsen durch Autofluoreszenz ist seit 2026 gesondert zu kodieren, dazu wurde ein neuer Kode geschaffen:

3-311	*Darstellung der Nebenschilddrüsen durch Autofluoreszenz*

Auffällig aufgrund geringerer Kosten im Vergleich zu den anderen Fällen waren in der Basis-DRG K06 (Eingriffe an Schilddrüse, Nebenschilddrüse und Ductus thyreoglossus) einige Kodes für Biopsien und andere kleinere, oft unspezifisch kodierte Eingriffe an der Schilddrüse:

- Biopsie der Schilddrüse durch Inzision
- Andere Operationen an Schilddrüse und Nebenschilddrüsen: Nicht näher bezeichnet

Hier zeigte sich die Abbildung in der medizinischen Partition als sachgerecht, sodass die Prozeduren ab 2023 systemweit als operative Eingriffe („OR-Prozeduren") gestrichen wurden (Abwertung).

3.2 Nebenschilddrüse

Die häufigsten Erkrankungen der Nebenschilddrüse lassen sich mit folgenden Kodes aus dem ICD-10 GM verschlüsseln:

C75.0 *Bösartige Neubildungen der Schilddrüse und sonstiger endokriner Drüsen, bösartige Neubildung sonstiger endokriner Drüsen und verwandter Strukturen, Nebenschilddrüse*

D09.3 *In-Situ-Neubildungen, Carcinoma in situ sonstiger und nicht näher bezeichneter Lokalisationen, Schilddrüse und sonstige endokrine Drüsen*

D35.1 *Gutartige Neubildungen, gutartige Neubildung sonstiger und nicht näher bezeichneter endokriner Drüsen, Nebenschilddrüse*

D44.2 *Neubildungen unsicheren oder unbekannten Verhaltens, Neubildung unsicheren oder unbekannten Verhaltens der endokrinen Drüsen, Nebenschilddrüse*

E20.- *Krankheiten sonstiger endokriner Drüsen, Hypoparathyreoidismus*

E21.- *Krankheiten sonstiger endokriner Drüsen, Hyperparathyreoidismus und sonstige Erkrankungen der Nebenschilddrüse*

N25.8 *Sonstige Krankheiten der Niere und des Ureters, sekundärer Hyperparathyreoidismus renalen Ursprungs*

Der primäre und der tertiäre Hyperparathyreoidismus werden in der Regel chirurgisch therapiert.

Zur Verschlüsselung der Operationen an der Nebenschilddrüse sind folgende Prozedurenkodes im OPS-Katalog vorgesehen:

5-066.- *Operationen an der Schilddrüse und an der Nebenschilddrüse, partielle Nebenschilddrüsenresektion*

5-067.-	*Operationen an der Schilddrüse und an der Nebenschilddrüse, Parathyreoidektomie*
5-068.-	*Operationen an der Schilddrüse und an der Nebenschilddrüse, Operationen an der Nebenschilddrüse durch Sterniotomie*
5-069.01	*Operationen an der Schilddrüse und an der Nebenschilddrüse, Naht (nach Verletzung), Nebenschilddrüse*
5-069.11	*Operationen an der Schilddrüse und an der Nebenschilddrüse, Plastische Rekonstruktion, Nebenschilddrüse*
5-069.3-	*Operationen an der Schilddrüse und an der Nebenschilddrüse, Replantation einer Nebenschilddrüse*

Das Monitoring für den N. recurrens (5-069.4) ist auch bei den OPS 5-066.-, 5-067.- und 5-068.- zusätzlich zu kodieren.

Die Kodierung des Monitorings des N. recurrens wird im vorherigen Kapitel 3.1 beschrieben.

Beispiel

Ein Patient wird mit einem primären Hyperparathyreoidismus stationär aufgenommen. Es wird eine Parathyreoidektomie mit Retransplantation mit nicht kontinuierlichem Monitoring des N. recurrens durchgeführt.

HD	*E21.0*	*primärer Hyperparathyreoidismus*
OPS	*5-067.1*	*Parathyreoidektomie mit Replantation*
	5-069.40	*Monitoring des N. recurrens im Rahmen einer anderen Operation, nicht kontinuierlich*

3.3 Lymphknoten

Grundsätzlich kann bei Lymphknotenentfernungen am Hals unterschieden werden, ob diese vereinzelt, regional oder radikal entfernt werden. Eine weitere Unterscheidung wird bei der Kodierung unternommen, indem es sich entweder um einen selbständigen Eingriff handelt oder Lymphknoten im Rahmen einer anderen Operation entfernt werden.

Dieses Prinzip wurde durch Änderung der Hinweistexte 2026 noch einmal „nachgeschärft“:

- Eine durchgeführte regionale oder radikale Lymphadenektomie als selbständiger Eingriff in Folge einer Sentinel-Lymphonodektomie ist gesondert zu kodieren (5-402 ff., 5-404 ff.)
- Eine durchgeführte regionale oder radikale Lymphadenektomie im Rahmen einer Sentinel Lymphonodektomie ist zusätzlich zu kodieren (5-406 ff., 5-407 ff.)

Bei der Exzision einzelner LK ist die präoperative Markierung im Kode enthalten und kann durch eigene endständige Kodes für die Art der Markierung spezifiziert werden.

5-401.0	*Exzision einzelner Lymphknoten und Lymphgefäße, zervikal*
5-402.0	*Regionale Lymphadenektomie (Ausräumung mehrerer Lymphknoten einer Region) als selbständiger Eingriff, zervikal*
5-406.-	*Regionale Lymphadenektomie (Ausräumung mehrerer Lymphknoten einer Region) im Rahmen einer anderen Operation*
5-408.7	*Revision nach einer zervikalen Lymphadenektomie mit Entfernung von erkranktem Gewebe*

Sonderform Neck dissection:
Wird aufgrund einer primären oder sekundären bösartigen Neubildung der Lymphknoten im Halsbereich eine Radikale zervikale Lymphadenektomie als selbständiger Eingriff (Neck dissection) notwendig, so muss ein Kode aus dem OPS 5-403.- verwendet werden. Hier ist zu beachten, dass das Zusatzkennzeichen „beidseitig“ und damit der Hinweis zu diesem Kode 2026 gestrichen wurde. Wenn die Entfernung der gleichen Anzahl von

Lymphknotenregionen auf beiden Seiten in einer Operation durchgeführt wird, ist nun also ebenfalls wie bisher schon bei einer unterschiedlichen Zahl an entfernten LK jeweils die Anzahl je Seite getrennt zu kodieren. Im OP-Bericht sollte das Level nach Robbins erwähnt werden.

Die Unterteilung nach Robbins ist die am häufigsten verwendete Klassifizierung:

Level	Lymphknoten
Level I	Submentale und submandibuläre Lymphknoten
Level II	Obere tiefe juguläre (kraniojuguläre) Lymphknoten: Schädelbasis bis Karotisbifurkation
Level III	Mittlere tiefe (mediojuguläre) Lymphknoten: Karotisbifurkation bis zur Kreuzung Musculus omohyoideus mit Vena jugularis interna
Level IV	Untere tiefe juguläre (kaudojuguläre) Lymphknoten: Kreuzung Musculus omohyoideus mit Vena jugularis interna bis Klavikula
Level V	Lymphknotengruppe im lateralen Halsdreieck „Accessoriusgruppe"
Level VI	Lymphknotengruppe im vorderen Halsdreieck: parapharyngeal, retropharyngeal und prätracheal, „vorderes Kompartment"

Sollte nach Neck Dissection eine Reoperation erforderlich sein und Tumorgewebe entfernt werden müssen, obwohl keine Lymphknotenstrukturen mehr vorhanden sind, ist der Kode

5-408.70 Revision nach einer Lymphadenektomie mit Entfernung von erkranktem Gewebe, zervikal

zu verwenden. 2019 wurde für diese Spezialsituation auch für weitere OP-Gebiete eine Verschlüsselung geschaffen:

5-408.7 Revision nach einer Lymphadenektomie mit Entfernung von erkranktem Gewebe
.70 Zervikal
.71 Axillär

.72	Inguinal
.7x	Sonstige

3.4 Angeborene Fehlbildungen des Halses

Die häufigsten angeborenen Fehlbildungen des Halses lassen sich mit folgenden Kodes aus dem ICD-10 GM verschlüsseln:

Q18.0	*Angeborene Fehlbildungen des Auges, des Ohres, des Gesichtes und des Halses, sonstige angeborene Fehlbildungen des Gesichtes und des Halses, branchiogene(r) Sinus, Fistel und Zyste*
Q18.2	*Angeborene Fehlbildungen des Auges, des Ohres, des Gesichtes und des Halses, sonstige angeborene Fehlbildungen des Gesichtes und des Halses, sonstige branchiogene Fehlbildungen*
Q18.3	*Angeborene Fehlbildungen des Auges, des Ohres, des Gesichtes und des Halses, sonstige angeborene Fehlbildungen des Gesichtes und des Halses, Flügelfell des Halses*
Q18.8	*Angeborene Fehlbildungen des Auges, des Ohres, des Gesichtes und des Halses, sonstige angeborene Fehlbildungen des Gesichtes und des Halses, sonstige näher bezeichnete Fehlbildungen des Gesichtes und des Halses*
Q18.9	*Angeborene Fehlbildungen des Auges, des Ohres, des Gesichtes und des Halses, sonstige angeborene Fehlbildungen des Gesichtes und des Halses, angeborene Fehlbildungen des Gesichtes und des Halses, nicht näher bezeichnet*

Die wohl am meisten verwendete Diagnosekodierung, die zu einer Operation führt, ist der ICD Q18.0.

Diese Operation ist mit dem OPS 5-291.- (Operationen am Pharynx, Operationen an Kiemengangsresten) zu kodieren.

4 Speiseröhre

Die häufigsten Speiseröhrenerkrankungen lassen sich mit folgenden Kodes aus dem ICD-10 GM verschlüsseln:

C15.-	*Bösartige Neubildungen der Verdauungsorgane, bösartige Neubildung des Ösophagus*
D00.01	*In-Situ-Neubildungen, Carcinoma in situ der Mundhöhle, des Ösophagus und des Magens, Ösophagus*
D13.0	*Gutartige Neubildungen, gutartige Neubildung sonstiger und ungenau bezeichneter Teile des Verdauungssystems, Ösophagus*
D37.78	*Neubildungen unsicheren oder unbekannten Verhaltens, Neubildung unsicheren oder unbekannten der Mundhöhle und der Verdauungsorgane, sonstige Verdauungsorgane*
K20.-	*Krankheiten des Ösophagus, des Magens und des Duodenums, Ösophagitis* *K20.0 Eosinophile Ösophagitis* *K20.1 Radiogene Ösophagitis* *K20.8 Sonstige näher bezeichnete Ösophagitis* *Abszess des Ösophagus* *Erosion des Ösophagus* *Ösophagitis durch chemische Substanzen* *K20.9 Ösophagitis, nicht näher bezeichnet*
K21.-	*Krankheiten des Ösophagus, des Magens und des Duodenums, Gastroösophageale Refluxkrankheit*
K22.-	*Krankheiten des Ösophagus, des Magens und des Duodenums, Sonstige Krankheiten des Ösophagus*
K91.83	*Krankheiten des Verdauungssystems, Krankheiten des Verdauungssystems nach medizinischen Maßnahmen, andernorts nicht klassifiziert, Insuffizienzen von Anastomosen und Nähten nach Operationen am sonstigen Verdauungstrakt*
Q39.-	*Sonstige angeborene Fehlbildungen des Verdauungssystems, angeborene Fehlbildungen des Ösophagus*
J86.03	*Pyothorax mit ösophagotrachealer Fistel Ösophagotracheale Fistel*

J95.03	*Tracheoösophageale Fistel nach Tracheotomie*
T85.50	*Komplikationen durch sonstige interne Prothesen, Implantate oder Transplantate, Mechanische Komplikationen durch gastrointestinale Prothesen, Implantate oder Transplantate, Mechanische Komplikation durch Prothesen, Implantate oder Transplantate im Ösophagus* *[5. Ziffer: Lokalisation der Prothese/des Implantats]*

Die wohl am meisten verwendete Diagnosekodierung, die zu einer Operation führt, sind die ICDs C15 und K21.-.

Zur Verschlüsselung der Operationen am Ösophagus sind folgende Prozedurenkodes im OPS-Katalog vorgesehen:

5-420.-	*Operationen am Ösophagus, Inzision des Ösophagus*
5-421.-	*Operationen am Ösophagus, Ösophagostomie als selbständiger Eingriff*
5-422.-	*Operationen am Ösophagus, Lokale Exzision und Destruktion von erkranktem Gewebe des Ösophagus*
5-423.-	*Operationen am Ösophagus, partielle Ösophagusresektion ohne Wiederherstellung der Kontinuität*
5-424.-	*Operationen am Ösophagus, partielle Ösophagusresektion mit Wiederherstellung der Kontinuität*
5-425.-	*Operationen am Ösophagus, (Totale) Ösophagektomie ohne Wiederherstellung der Kontinuität*
5-426.-	*Operationen am Ösophagus, (Totale) Ösophagektomie mit Wiederherstellung der Kontinuität*
5-427.-	*Operationen am Ösophagus, Rekonstruktion der Ösophaguspassage (als selbständiger Eingriff)*
5-428.-	*Operationen am Ösophagus, Rekonstruktion der Ösophaguspassage bei Atresie und Versorgung einer kongenitalen ösophagotrachealen Fistel*
5-429.-	*Operationen am Ösophagus, andere Operationen am Ösophagus*
5-42a.0	*Weitere Operationen am Ösophagus, Implantation von Bestrahlungsmarkern am Ösophagus*

Besonderheit bei der Kodierung des ICD K21.0 und des ICD K22.1.
Soll das Vorliegen einer Ösophagusblutung angegeben werden, so ist eine zusätzliche Schlüsselnummer (K22.81) zu benutzen. Dieser Kode für die Ösophagusblutung wurde 2019 neu geschaffen und ist seit 2021 in der CCL-Matrix erlösrelevant.

Besonderheit bei Kodierung aller Operationen am Ösophagus (8-42):
Die therapeutische Verwendung eines Einmal-Endoskops ist zusätzlich zu kodieren (5-54a.2 ff.). 2024 wurde die diagnostische (1-999.5-) und therapeutische Verwendung eines Einmalendoskops im OPS vereinheitlicht.

Besonderheit bei der Kodierung des OPS 5-422.-:
Die Abtragung eines Zenker-Divertikels oder epiphrenischen Divertikels ist im OPS 5-422.- mit enthalten.

Die Verwendung von autogener thrombozytenangereicherter Fibrinmatrix ist zusätzlich zu kodieren (5-932.a).

Besonderheit bei der Kodierung des OPS 5-422.2:
Die Blutstillung durch einen auf ein Endoskop aufgesteckten ringförmigen Clip (5-429.u) oder durch Auftragen absorbierender Substanzen (5-429.v) ist zusätzlich zu kodieren.

Hinweis bei der Kodierung des OPS 5-422.2:
Die Anzahl von entfernten Polypen mit mehr als 2 cm Durchmesser ist zusätzlich zu kodieren (5-422.6 ff.).

Die Geweberaffung oder der Gewebeverschluss durch ein in der Muskularis fixiertes Ankersystem ist gesondert zu kodieren (5-429.u1).

Hinweis bei der Kodierung des OPS 5-422.3 und 5-422.4:
Die Anzahl der verwendeten Nadeln zur irreversiblen Elektroporation ist zusätzlich zu kodieren (5-98h.1 ff.).

Besonderheit bei der Kodierung des OPS 5-424.- und 5-426.-:
Die Verwendung von autogener thrombozytenangereicherter Fibrinmatrix ist zusätzlich zu kodieren (5-932.a).

Besonderheit bei der Kodierung des OPS 5-425.- und 5-426.-:
Damit überhaupt eine (Totale) Ösophagektomie mit oder ohne Wiederherstellung der Kontinuität (5-425.- oder 5-426.-) kodiert werden kann, muss zwingend im OP-Bericht die Resektionsgrenze beschrieben sein. Entscheidend hierzu ist, ob die Speiseröhre bis kranial der V. azygos reseziert wurde.

Besonderheit bei der Kodierung des OPS 5-426.-:
Eine durchgeführte Pyloroplastik ist gesondert zu kodieren (5-432.1).

Beispiel
Ein Patient wird mit einem Speiseröhrenkarzinom stationär aufgenommen. Es wird eine Ösophagektomie mit Wiederherstellung der Kontinuität durch Magenhochzug durchgeführt.

HD	*C15*	*bösartige Neubildung des Ösophagus*
OPS	*5-426.21*	*(totale) Ösophagektomie mit Wiederherstellung der Kontinuität, thorakoabdominal, mit Lymphadenektomie (En-bloc-Ösophagektomie), mit Magenhochzug (Schlauchmagen) und intrathorakaler Anastomose*

Neue Differenzierung bei 5-529.u für 2025: Unterscheidung der Raffung bzw. des Verschlusses mittels ringförmigem Clip (.u0) oder mittels in der Muskularis fixiertem Verankerungssystem (.u1).

5 Magen

Die häufigsten Magenerkrankungen lassen sich mit folgenden Kodes aus dem ICD-10 GM verschlüsseln:

C16.- *Bösartige Neubildungen der Verdauungsorgane, bösartige Neubildung des Magens*

D00.02 *In-Situ-Neubildungen, Carcinoma in situ der Mundhöhle, des Ösophagus und des Magens, Magen*

D13.1 *Gutartigen Neubildungen, gutartige Neubildung sonstiger und ungenau bezeichneter Teile des Verdauungssystems, Magen*

D37.1 *Neubildungen unsicheren oder unbekannten Verhaltens, Neubildung unsicheren oder unbekannten der Mundhöhle und der Verdauungsorgane, Magen*

K25.- *Krankheiten des Ösophagus, des Magens und des Duodenums, Ulcus ventriculi*

K27.- *Krankheiten des Ösophagus, des Magens und des Duodenums, Ulcus pepticum*

K29.- *Krankheiten des Ösophagus, des Magens und des Duodenums, Gastritis und Duodenitis*

K30 *Krankheiten des Ösophagus, des Magens und des Duodenums, funktionelle Dyspepsie*

K31.- *Krankheiten des Ösophagus, des Magens und des Duodenums, sonstige Krankheiten des Magens und des Duodenums*

Krankheiten des Ösophagus, des Magens und des Duodenums, sonstige Krankheiten des Magens und des Duodenums

.10 Hypertrophische Pylorusstenose beim Erwachsenen
.11 Entzündliche Pylorusstenose beim Erwachsenen
.12 Pylorusstenose beim Erwachsenen durch Kompression und Infiltration
Pylorusstenose beim Erwachsenen durch Neubildungen am Magen, Duodenum und Pankreas

.18 Sonstige und nicht näher bezeichnete Magenausgangsstenose beim Erwachsenen
Pylorusstenose o.n.A.

K91.0 *Sonstige Krankheiten des Verdauungssystems, Krankheiten des Verdauungssystems nach medizinischen Maßnahmen, andernorts nicht klassifiziert, Erbrechen nach gastrointestinalem Eingriff*

K91.1 *Sonstige Krankheiten des Verdauungssystems, Krankheiten des Verdauungssystems nach medizinischen Maßnahmen, andernorts nicht klassifiziert, Syndrome des operierten Magens*

K91.83 *Krankheiten des Verdauungssystems, Krankheiten des Verdauungssystems nach medizinischen Maßnahmen, andernorts nicht klassifiziert, Insuffizienzen von Anastomosen und Nähten nach Operationen am sonstigen Verdauungstrakt*

Q40.- *Sonstige angeborene Fehlbildungen des Verdauungssystems, sonstige angeborene Fehlbildungen des oberen Verdauungstraktes*

T85.51 *Mechanische Komplikationen durch gastrointestinale Prothesen, Implantate oder Transplantate, Mechanische Komplikation durch Prothesen, Implantate oder Transplantate im sonstigen oberen Gastrointestinaltrakt Mechanische Komplikation durch perkutan-endoskopische Gastrostomie-Sonde [PEG-Sonde]*

T85.74 *Infektion und entzündliche Reaktion durch perkutan-endoskopische Gastrostomie-Sonde [PEG-Sonde]*

Kodierung Magenulkus mit Gastritis [1103a]:
Bei Patienten mit Magenulkus ist ein Kode aus
K25 *Ulcus ventriculi*

anzugeben, gefolgt von einem Kode aus
K29.- *Gastritis und Duodenitis,*
wenn beide Erkrankungen vorliegen.

Die wohl am meisten verwendeten Diagnosekodierungen, die zu einer Operation führen, sind die ICDs C16 und K25.-.

Zur Verschlüsselung der Operationen am Magen sind folgende Prozedurenkodes im OPS-Katalog vorgesehen:

5-430.- *Inzision, Exzision und Resektion am Magen, Gastrotomie*

5-431.- *Inzision, Exzision und Resektion am Magen, Gastrostomie*
Der Zugangsweg wird mit der 5. Ziffer beschrieben.

5-431.2 *Für die perkutan-endoskopische Gastrostomie (PEG) wurden die Kodes 2024 differenziert: an der 6. Ziffer wird nach Fadendurchzugsmethode oder Direktpunktionstechnik unterschieden, dann jeweils noch nach mit/ohne Fixierung durch Naht und mit/ohne jejunale Sonde*

5-432.- *Inzision, Exzision und Resektion am Magen, Operationen am Pylorus*
Auch hier ist der Zugangsweg mittels der letzten beiden Ziffern zu kodieren:
.00 Offen chirurgisch
.01 Laparoskopisch
.02 Umsteigen laparoskopisch - offen chirurgisch
.03 Endoskopisch
.0x Sonstige

5-433.- *Inzision, Exzision und Resektion am Magen, lokale Exzision und Destruktion von erkranktem Gewebe des Magens*

5-434.- *Inzision, Exzision und Resektion am Magen, atypische partielle Magenresektion*

5-435.- *Inzision, Exzision und Resektion am Magen, partielle Magenresektion (2/3-Resektion)*

5-436.- *Inzision, Exzision und Resektion am Magen, subtotale Magenresektion (4/5-Resektion)*

5-437.- *Inzision, Exzision und Resektion am Magen, (Totale) Gastrektomie*

5-438.- *Inzision, Exzision und Resektion am Magen, (Totale) Gastrektomie mit Ösophagusresektion*

5-439.- *Inzision, Exzision und Resektion am Magen, andere Inzision, Exzision und Resektion am Magen*

5-444.- *Andere Operationen am Magen, Vagotomie*

5-445.- *Andere Operationen am Magen, Gastroenterostomie ohne Magenresektion [Bypassverfahren]*

5-445.6- Korrektur einer Gastrojejunostomie bei umgewandelten Schlauchmagen
5-445.7- Korrektur eine Jejunojejunostomie bei umgewandelten Schlauchmagen

5-447.- *Andere Operationen am Magen, Revision nach Magenresektion*
5-447.8- Umwandlung eines Schlauchmagens in einen Ein-Anastomosen-Magenbypass durch Transsektion und Blindverschluss des Schlauchmagens analog Billroth-II
5-447.9- Umwandlung eines Schlauchmagens in einen Ein-Anastomosen-Magenbypass durch Transsektion und Blindverschluss des Schlauchmagens und Gastrojejunostomie mit Roux-Y-Anastomose
5-447.a- Anlage eines Ein-Anastomosen-Ileumbypass mit Gastroileostomie analog Billroth-II, ohne Transsektion, bei vorbestehendem Schlauchmagen
5-447.b- Umwandlung eines Ein-Anastomosen-Magenbypass in einen Magenbypass mit Roux-Y-Anastomose
5-447.c- Nachresektion eines Schlauchmagens
5-447.d- Strikturoplastik eines Schlauch-magens
5-447.e Verkleinerung einer Anastomose
Inkl.: Magen-Darm-Anastomose

Neu seit 2024

Der Zugangsweg an der 6. Stelle einiger Kodes wird erweitert um den endoskopischen Zugang:
0 Offen chirurgisch
1 Laparoskopisch
2 Umsteigen laparoskopisch - offen chirurgisch
3 Endoskopisch

5-448.- *Andere Operationen am Magen, andere Rekonstruktion am Magen*

5-449.- *Andere Operationen am Magen, andere Operationen am Magen*

5-44a.- *Weitere Operationen am Magen*

8-123.- *Manipulationen am Verdauungstrakt, Wechsel und Entfernung eines Gastrostomiekatheters*

Besonderheit bei der Verwendung der OPS-Kodes aus 5-43 und 5-44:
Die Verwendung eines therapeutischen Einmal-Endoskops ist zusätzlich zu kodieren (5-54a.2 ff.). Analog gibt es einen Kode für die diagnostische Einmal-Endoskopie am Magen (1-999.51).

Besonderheit bei der Kodierung des OPS 5-431.-:
Die Fixierung des Magens an der Bauchdecke („Gastropexie") ist im Kode mit enthalten und nicht mit einem zusätzlichen Kode aus 5-448.2 ff. zu kodieren.

Besonderheit bei der Kodierung des OPS 5-432.2-:
Die Blutstillung durch einen auf ein Endoskop aufgesteckten ringförmigen Clip (5-429.u) oder durch Auftragen absorbierender Substanzen (5-429.v) ist zusätzlich zu kodieren.

Hinweis bei der Kodierung des OPS 5-433.2:
Die Anzahl von entfernten Polypen mit mehr als 2 cm Durchmesser ist zusätzlich zu kodieren (5-433.6 ff.).

Die Geweberaffung oder der Gewebeverschluss durch ein in der Muskularis fixiertes Ankersystem ist gesondert zu kodieren (5-44a.4) [seit 2025].

Hinweis bei der Kodierung des OPS 5-433.3, 5-433.4 und 5-433.5:
Die Anzahl der verwendeten Nadeln zur irreversiblen Elektroporation ist zusätzlich zu kodieren (5-98h.1 ff.).

Hinweis bei der Kodierung des OPS 5-447:
Die Neufixierung, der Wechsel und die Entfernung eines Magenbandes sind zusätzlich zu kodieren (5-448.b ff., 5-448.c ff., 5-448.e ff.).

Besonderheit bei der Kodierung des OPS 5-434.1 und des OPS 5-437.-:
Die aus operationstechnischen Gründen erforderliche Mitresektion einer Ösophagusmanschette von weniger als 4 cm ist im

Kode enthalten. Daher sollte die resezierte Länge im OP-Bericht beschrieben sein.

Besonderheit bei der Kodierung des OPS 5-438.2- und des OPS 5-438.3-:
Eine partielle Ösophagusresektion entspricht hier der Resektion von mindestens 4 cm des distalen Ösophagus.

Besonderheit bei der Kodierung des OPS 5-445-:
Die Verwendung von selbstexpandierenden Stents ist gesondert zu kodieren (z. B. 5-449.h-).

Besonderheit bei der Kodierung des OPS 5-448.4 (Fundiplikatio) und 5-448.5 (Hemifundiplikatio) [neu 2026]:
Der Verschluss einer Hernia diaphragmatica ist gesondert zu kodieren (5-538 ff.)
Eine durchgeführte Gastropexie ist gesondert zu kodieren (5-448.2 ff.)

Zum Magen zugehörige Lymphknoten-Kompartimente:
Zur Kodierung an der 6. Stelle der OPS 5-436.-, 5-437.- und 5-438.- ist es wichtig im OP-Bericht die Resektion der Lymphknotenkompartimente zu beschreiben. Sollte einer der Lymphknoten befallen sein, ist zusätzlich als Nebendiagnose ein entsprechender Metastasenkode zu erfassen.

Kompartiment I	Lymphknoten, der direkt am Magen anliegenden Gefäße, also entlang der Kurvaturen, um den Pylorus herum und an der Kardia des Magens
Kompartiment II	Lymphknoten im Bereich des Pankreaskopfes, Duodenums und der stammnahen Gefäße des Truncus coeliacus
Kompartiment III	retroperitoneale Lymphknoten vor und hinter dem Pankreas, linksseitig bis an den Nierenpol heranreichend, kranialwärts unter der Mitnahme der paraaortalen Lymphknoten

Eine eingewachsene PEG-Halteplatte wird mit dem OPS 5-431.3- (Inzision, Exzision und Resektion am Magen, Freilegung und Entfernung einer eingewachsenen PEG-Halteplatte) kodiert.

Eine Wedge-Resektion (Keilresektion) am Magen wird bei einer Größe unter 3 cm mit einem Kode aus dem OPS 5-433.- kodiert. Bei einer Wedge-Resektion größer 3 cm wird ein Kode aus dem OPS 5-434.- kodiert. Die Resektionsgröße sollte im OP-Bericht beschrieben sein.

Beispiel
Ein Patient wird mit einem Corpus ventriculi Karzinom stationär aufgenommen. Es wird eine subtotale Gastrektomie durchgeführt.

HD	*C16.2*	*bösartige Neubildung des Corpus ventriculi*
OPS	*5-436.15*	*subtotale Magenresektion (4/5-Resektion), mit Gastrojejunostomie durch Roux-Y-Anastomose, mit systematischer Lymphadenektomie Kompartiment II und III*

Revisionseingriffe am Magen

2026 wurden die Kodes für Revisionseingriffe am Magen erweitert um:

5-44a.5 Revision sonstiger Operationen am Magen
.50 Offen chirurgisch
.51 Laparoskopisch
. 52 Umsteigen laparoskopisch – offen chirurgisch

Damit können folgende Kodes für Revisionseingriffe verwendet werden:

5-445.3 *Revision einer Gastroenterostomie*
[6. Stelle: Zugangsweg]

5-447.- Revision nach Magenresektion
[6. Stelle: Zugangsweg]

5-447.0 *Nachresektion nach Billroth-I-Resektion*
5-447.1 *Umwandlung einer Billroth-I-Resektion in eine Billroth-II-Rekonstruktion*
5-447.2 *Umwandlung einer Billroth-I-Resektion in eine Roux-Y-Anastomose*
5-447.3 *Nachresektion nach Billroth-II-Resektion*
5-447.4 *Umwandlung einer Billroth-II-Resektion in eine Billroth-I-Rekonstruktion*
5-447.5 *Umwandlung einer Billroth-II-Resektion in eine Roux-Y-Anastomose*
5-447.6 *Umwandlung mit Dünndarminterposition*
5-447.7 *Revision eines Dünndarm-Interponates oder einer Roux-Y-Anastomose*
5-447.c *Nachresektion eines Schlauchmagens*
5-447.e *Verkleinerung einer Anastomose*
Inkl.: Magen-Darm-Anastomose
5-449.p ff *Revision eines Magenschrittmachers*
5-449.p *Revision oder Entfernung von Sonden eines Magenschrittmachers*
[6. Stelle: Zugangsweg]
5-449.q *Revision oder Entfernung des Aggregats eines Magenschrittmachers*
5-44a.2 *Revision oder Entfernung eines Antirefluxsystems mit Widerlager*
[6. Stelle: Zugangsweg]
5-44a.5 *Revision sonstiger Operationen am Magen*
[6. Stelle: Zugangsweg]

Spezifisch kodierbare Eingriffe sind weiterhin gesondert zu kodieren.

6 Dünndarm

Die häufigsten Dünndarmerkrankungen lassen sich mit folgenden Kodes aus dem ICD-10 GM verschlüsseln:

C17.- *Bösartige Neubildung der Verdauungsorgane, bösartige Neubildung des Dünndarms*

C78.4 *Bösartige Neubildungen ungenau bezeichneter, sekundärer und nicht näher bezeichneter Lokalisationen, sekundäre bösartige Neubildung des Duodenums*

D01.4 *In-Situ-Neubildungen, Carcinoma in situ sonstiger und nicht näher bezeichneter Verdauungsorgane, sonstige und nicht näher bezeichnete Teile des Darmes*

D37.2 *Neubildungen unsicheren und unbekannten Verhaltens, Neubildung unsicheren oder unbekannten Verhaltens der Mundhöhle und der Verdauungsorgane, Dünndarm*

K26.- *Krankheiten des Ösophagus, des Magens und des Duodenums, Ulcus duodeni*

K28.- *Krankheiten des Ösophagus, des Magens und des Duodenums, Ulcus pepticum jejuni*

K29.8 *Krankheiten des Ösophagus, des Magens und des Duodenums, Gastritis und Duodenitis, Duodenitis*

K29.9 *Krankheiten des Ösophagus, des Magens und des Duodenums, Gastritis und Duodenitis, Gastroduodenitis, N.n.bez.*

K31.- *Krankheiten des Ösophagus, des Magens und des Duodenums, sonstige Krankheiten des Magens und des Duodenums*

K50.0 *Nichtinfektiöse Enteritis und Kolitis, Crohn-Krankheit [Enteritis regionalis] [Morbus Crohn], Crohn-Krankheit des Dünndarmes*

K55.- *Sonstige Krankheiten des Darmes, Gefäßkrankheiten des Darmes*

K56.- *Sonstige Krankheiten des Darmes, Paralytischer Ileus und intestinale Obstruktionen ohne Hernie*

K57.0 *Sonstige Krankheiten des Darmes, Divertikelkrankheit des Dünndarmes mit Perforation und Abszess*

K57.1 *Sonstige Krankheiten des Darmes, Divertikelkrankheit des Dünndarmes ohne Perforation oder Abszess*

K57.4	*Sonstige Krankheiten des Darmes, Divertikelkrankheit sowohl des Dünndarmes als auch des Dickdarmes mit Perforation und Abszess*
K57.5	*Sonstige Krankheiten des Darmes, Divertikelkrankheit sowohl des Dünndarmes als auch des Dickdarmes ohne Perforation oder Abszess*
K57.8	*Sonstige Krankheiten des Darmes, Divertikelkrankheit des Darmes, Teil nicht näher bezeichnet, mit Perforation und Abszess*
K57.9	*Sonstige Krankheiten des Darmes, Divertikelkrankheit des Darmes, Teil nicht näher bezeichnet, ohne Perforation oder Abszess*
K63.0-	*Sonstige Krankheiten des Darmes, Darmabszess*
K63.1-	*Sonstige Krankheiten des Darmes, Perforation des Darmes (nichttraumatisch)*
K63.2-	*Sonstige Krankheiten des Darmes, Darmfistel*
K63.3-	*Sonstige Krankheiten des Darmes, Darmulkus*
K63.4	*Sonstige Krankheiten des Darmes, Enteroptose*
K63.8-	*Sonstige Krankheiten des Darmes, sonstige näher bezeichnete Krankheiten des Darmes*
K63.9-	*Sonstige Krankheiten des Darmes, Darmkrankheit, nicht näher bezeichnet*
K91.3	*Sonstige Krankheiten des Verdauungssystems, Krankheiten des Verdauungssystems nach medizinischen Maßnahmen, andernorts nicht klassifiziert, postoperativer Darmverschluss*
K91.83	*Krankheiten des Verdauungssystems, Krankheiten des Verdauungssystems nach medizinischen Maßnahmen, andernorts nicht klassifiziert, Insuffizienzen von Anastomosen und Nähten nach Operationen am sonstigen Verdauungstrakt*
K91.84	*Strikturen nach endoskopischen Eingriffen und Operationen am Verdauungstrakt*
Q41.-	*Sonstige angeborene Fehlbildungen des Verdauungssystems, angeborene(s) Fehlen, Atresie und Stenose des Dünndarmes*

Q43.0 *Sonstige angeborene Fehlbildungen des Verdauungssystems, sonstige Fehlbildungen des Darmes, Meckel-Divertikel*

Q43.40 *Sonstige angeborene Fehlbildungen des Verdauungssystems, sonstige Fehlbildungen des Darmes, Duplikatur des Darmes, Duplikatur des Dünndarmes*

T85.52 *Komplikationen durch sonstige interne Prothesen, Implantate oder Transplantate, Mechanische Komplikationen durch gastrointestinale Prothesen, Implantate oder Transplantate, Mechanische Komplikation durch Prothesen, Implantate oder Transplantate im unteren Gastrointestinaltrakt Mechanische Komplikation durch perkutan-endoskopische Jejunostomie-Sonde [PEJ-Sonde]*

T85.74 *Infektion und entzündliche Reaktion durch perkutan-endoskopische Jejunostomie-Sonde [PEJ-Sonde]*

Die wohl am meisten verwendete Diagnosekodierung, die zu einer Operation führt, sind die ICDs C16, K26.-, K50.-, K56.-und K57.-.

Zur Verschlüsselung der Operationen am Dünndarm sind folgende Prozedurenkodes im OPS-Katalog vorgesehen:

5-450.0 *Inzision, Exzision, Resektion und Anastomose am Dünn- und Dickdarm, Inzision des Darmes, Duodenum*

5-450.1 *Inzision, Exzision, Resektion und Anastomose am Dünn- und Dickdarm, Inzision des Darmes, Jejunum oder Ileum*

5-450.3 *Inzision, Exzision, Resektion und Anastomose am Dünn- und Dickdarm, Inzision des Darmes, Perkutan-endoskopische Jejunostomie (PEJ)*

5-450.x *Inzision, Exzision, Resektion und Anastomose am Dünn- und Dickdarm, Inzision des Darmes, sonstige*

5-450.y *Inzision, Exzision, Resektion und Anastomose am Dünn- und Dickdarm, Inzision des Darmes, n. n. bez.*

5-451.- *Inzision, Exzision, Resektion und Anastomose am Dünn- und Dickdarm, lokale Exzision von erkranktem Gewebe des Dünndarmes*

5-453.0 Inzision, Exzision, Resektion und Anastomose am Dünn- und Dickdarm, Ausschaltung eines Darmsegmentes als selbständiger Eingriff (z. B. bei zweizeitigen plastischen Operationen), Duodenum

5-453.1 Inzision, Exzision, Resektion und Anastomose am Dünn- und Dickdarm, Ausschaltung eines Darmsegmentes als selbständiger Eingriff (z. B. bei zweizeitigen plastischen Operationen), Jejunum oder Ileum

5-453.x Inzision, Exzision, Resektion und Anastomose am Dünn- und Dickdarm, Ausschaltung eines Darmsegmentes als selbständiger Eingriff (z. B. bei zweizeitigen plastischen Operationen), sonstige

5-453.y Inzision, Exzision, Resektion und Anastomose am Dünn- und Dickdarm, Ausschaltung eines Darmsegmentes als selbständiger Eingriff (z. B. bei zweizeitigen plastischen Operationen), n. n. bez.

5-454.- Inzision, Exzision, Resektion und Anastomose am Dünn- und Dickdarm, Resektion des Dünndarms

*5-454.0** Segmentresektion des Duodenums*
Inkl.: Resektion einer Dünndarmanastomose

*5-454.1** Segmentresektion des Jejunums*
Inkl.: Resektion einer Dünndarmanastomose

*5-454.2** Segmentresektion des Ileums*
Inkl.: Resektion einer Dünndarmanastomose

5.459.0 Inzision, Exzision, Resektion und Anastomose am Dünn- und Dickdarm, Bypass-Anastomose des Darmes, Dünndarm zu Dünndarm

5.459.1 Inzision, Exzision, Resektion und Anastomose am Dünn- und Dickdarm, Bypass-Anastomose des Darmes, Duodenum zu Duodenum

5.459.2 Inzision, Exzision, Resektion und Anastomose am Dünn- und Dickdarm, Bypass-Anastomose des Darmes, Dünndarm zu Dickdarm

5.459.4 Inzision, Exzision, Resektion und Anastomose am Dünn- und Dickdarm, Bypass-Anastomose des Darmes, mehrfache Anastomosen

5.459.x Inzision, Exzision, Resektion und Anastomose am Dünn- und Dickdarm, Bypass-Anastomose des Darmes, sonstige

5.459.y Inzision, Exzision, Resektion und Anastomose am Dünn- und Dickdarm, Bypass-Anastomose des Darmes, N.n.bez.

5-467.- Andere Operationen an Dünn- und Dickdarm, andere Rekonstruktion des Darmes

5-468.- Andere Operationen an Dünn- und Dickdarm, intraabdominelle Manipulation am Darm

5-469.0- Andere Operationen an Dünn- und Dickdarm, andere Operationen am Darm, Dekompression

5-469.3- Andere Operationen an Dünn- und Dickdarm, andere Operationen am Darm, Dünndarmfaltung (Jejunoplikatio nach Noble) (OP nach Philipps-Child)

5-469.5- Andere Operationen an Dünn- und Dickdarm, andere Operationen am Darm, Fixation des Dünndarmes an der rechten Bauchwandseite und des Dickdarmes an der linken Bauchwandseite

5-469.6- Andere Operationen an Dünn- und Dickdarm, andere Operationen am Darm, Durchtrennung der Laddschen Bänder

5-469.7- Andere Operationen an Dünn- und Dickdarm, andere Operationen am Darm, Übernähung eines Ulkus

5-469.8- Andere Operationen an Dünn- und Dickdarm, andere Operationen am Darm, Umstechung eines Ulkus

5-469.b- Andere Operationen an Dünn- und Dickdarm, andere Operationen am Darm, Bougierung

5-469.c- Andere Operationen an Dünn- und Dickdarm, andere Operationen am Darm, Endo-Loop

5-469.d- Andere Operationen an Dünn- und Dickdarm, andere Operationen am Darm, Clippen

5-469.e- Andere Operationen an Dünn- und Dickdarm, andere Operationen am Darm, Injektion

5-469.h- Andere Operationen an Dünn- und Dickdarm, andere Operationen am Darm, Dilatation des Dünndarmes

5-469.k- Andere Operationen an Dünn- und Dickdarm, andere Operationen am Darm, Einlegen oder Wechsel einer selbstexpandierenden Prothese

5-469.m- Andere Operationen an Dünn- und Dickdarm, andere Operationen am Darm, Entfernung einer selbstexpandierenden Prothese

5-469.n- Andere Operationen an Dünn- und Dickdarm, andere Operationen am Darm, Einlegen oder Wechsel einer nicht selbstexpandierenden Prothese

5-469.p- Andere Operationen an Dünn- und Dickdarm, andere Operationen am Darm, Entfernung einer nicht selbstexpandierenden Prothese

5-469.q- Andere Operationen an Dünn- und Dickdarm, andere Operationen am Darm, Einlegen oder Wechsel eines Kunststoffconduits zur biliodigestiven Diversion

5-469.r- Andere Operationen an Dünn- und Dickdarm, andere Operationen am Darm, Entfernung eines Kunststoffconduits zur biliodigestiven Diversion

5-469.s- Andere Operationen an Dünn- und Dickdarm, andere Operationen am Darm, Geweberaffung oder Gewebeverschluss durch einen auf ein Endoskop aufgesteckter ringförmiger Clip

5-469.t- Andere Operationen an Dünn- und Dickdarm, andere Operationen am Darm, Blutstillung durch Auftragen von absorbierenden Substanzen

5-469.u- Andere Operationen an Dünn- und Dickdarm, andere Operationen am Darm, endoskopische Entfernung von Clips durch elektrische Desintegration

Zusatzkode für den Bereich 5-469:

5-469.v- Andere Operationen an Dünn- und Dickdarm, andere Operationen am Darm, Endoskopie durch Push-and-pull-back-Technik

8-124.- Manipulationen am Verdauungstrakt, Wechsel und Entfernung eines Jejunostomiekatheters

Besonderheit bei der Kodierung des OPS 5-45-:

Das protektive Anlegen eines Enterostomas (5-462.-) ist zusätzlich zu kodieren.

Die therapeutische Verwendung eines Einmal-Endoskops ist zusätzlich zu kodieren (5-54a.2 ff.). Analog gibt es einen Zusatzkode für die diagnostische Verwendung eines Einmal-Endoskops (1-999.50).

Besonderheit bei der Kodierung des OPS 5-454.0 bis 5-454.2:
Die Resektion einer Dünndarmanastomose ist hier inkludiert (Klarstellung seit 2019).

Die Resektion einer Anastomose zwischen Dünn- und Dickdarm ist als Segmentresektion des Dickdarmes zu kodieren.

Besonderheit bei der Kodierung des OPS 5-451.7-, OPS 5-451.8- und OPS 5-452.7-:
Die Blutstillung durch einen auf ein Endoskop aufgesteckten ringförmigen Clip (5-469.s3) oder durch Auftragen absorbierender Substanzen (5-469.t3) ist gesondert zu kodieren.

Hinweis bei der Kodierung des OPS 5-451.7, 5-451.8 und 5-451.c:
Die Anzahl von entfernten Polypen mit mehr als 2 cm Durchmesser ist zusätzlich zu kodieren (5-451.b ff.).

Die Geweberaffung oder der Gewebeverschluss durch ein in der Muskularis fixiertes Ankersystem ist gesondert zu kodieren (5-46a.3, neuer Kode seit 2025).

Hinweis bei der Kodierung des OPS 5-452.6, 5-452.7 und 5-452.b:
Die Anzahl der Polypen mit mehr als 2 cm Durchmesser ist zusätzlich zu kodieren (5-452.a ff.). Die Geweberaffung oder der Gewebeverschluss durch ein in der Muskularis fixiertes Ankersystem ist gesondert zu kodieren (5-46a.3, neuer Kode seit 2025).

Besonderheit bei der Kodierung des OPS 5-454.-:
Eine durchgeführte Verschmälerungsplastik ist gesondert zu kodieren (5-467.4-).

Besonderheit bei der Kodierung des OPS 5-454.7:
Dieser Kode ist auch zu verwenden, wenn die Leistung nicht abschließend erbracht wird oder sich erst intraoperativ die Nichtverwendbarkeit des Organs für eine spätere Operation herausstellt.

Morbus Crohn:
Bekanntermaßen sind bei einem Morbus Crohn die häufigsten Komplikationen ein mechanischer Ileus, eine Fistelbildung und eine Abszessbildung bis hin zu einer akuten Peritonitis. Je nachdem, welcher Aufwand für die Komplikationen während eines stationären Aufenthaltes betrieben werden muss, können diese als Nebendiagnosen verschlüsselt werden:

HD	*K50.0*	*Morbus Crohn*
ND	*K56.6*	*Sonstige und nicht näher bezeichnete intestinale Obstruktion*
ND	*K63.2*	*Darmfistel*
ND	*K63.0*	*Darmabszess*
ND	*K65.0*	*Akute Peritonitis*

Beispiel
Ein Patient wird mit einem blutenden, nicht perforierten Ulcus duodeni stationär aufgenommen. Es wird eine Umstechung des Ulkus durchgeführt.

HD	*K26.0*	*Ulcus duodeni, akut, mit Blutung*
OPS	*5-469.81*	*Umstechung eines Ulkus, laparoskopisch*

Divertikelkrankheit
Die Kodierung der Divertikelkrankheit wurde 2021 komplett neu geordnet und dabei einige Unlogiken beseitigt. Seit 2021 folgt die Verschlüsselung der WHO-Systematik. Die alten Begrifflichkeiten der Divertikulose und der Divertikulitis sind unter dem Oberbegriff der Divertikelkrankheit zusammengefasst worden. Dabei wurden die Komplikationen des Abszesses und der Perforation nun korrekt ausschließlich der Divertikulitis zugeordnet, das war bis 2020 noch falsch (z. B. der alte Kode K57.01, der Di-

vertikulose medizinisch nicht korrekt mit Abszeß und Perforation verband). Die Kodierung unterscheidet nun nach

- Ort der Divertikelerkrankung: Dünndarm, Dickdarm, beides oder nicht näher bezeichnet
- Entzündung vorhanden (Divertikulitis), falls ja, unterteilt nach mit oder ohne Perforation/Abszeß
- Entzündung nicht vorhanden (Divertikulose), dann nur noch ohne Perforation/Abzeß zu kodieren
- Vorhandensein einer Blutung (5. Stelle des Kodes)

Die folgende Tabelle gibt die Systematik vollständig wieder:

	Dünndarm		**Dickdarm**		**Dünn- und Dickdarm**		**Teil nnb**	
Divertikulitis mit Perforation/Abszess/Peritonitis	ohne Blutung	K57.02	ohne Blutung	K57.22	ohne Blutung	K57.42	ohne Blutung	K57.82
	mit Blutung	K57.03	mit Blutung	K57.23	mit Blutung	K57.43	mit Blutung	K57.83
Divertikulitis ohne Perforation/Abszess	ohne Blutung	K57.12	ohne Blutung	K57.32	ohne Blutung	K57.52	ohne Blutung	K57.92
	mit Blutung	K57.13	mit Blutung	K57.33	mit Blutung	K57.53	mit Blutung	K57.93
Divertikuliose (ohne Perforation/Abszess)	ohne Blutung	K57.10	ohne Blutung	K57.30	ohne Blutung	K57.50	ohne Blutung	K57.90
	mit Blutung	K57.11	mit Blutung	K57.31	mit Blutung	K57.51	mit Blutung	

Daneben gibt es noch drei weitere Divertikelkodes:

Meckel-Divertikel (Q43.0)

Angeborenes Darmdivertikel (Q43.8)

Appendixdivertikel (K38.2)

7 Appendix und Dickdarm

7.1 Appendix vermiformis

Die häufigsten Erkrankungen der Appendix vermiformis lassen sich mit folgenden Kodes aus dem ICD-10 GM verschlüsseln:

C18.1	*Bösartige Neubildungen der Verdauungsorgane, bösartige Neubildung des Kolons, Appendix vermiformis*
D12.1	*Gutartige Neubildungen, gutartige Neubildungen des Kolons, des Rektums, des Analkanals und des Anus, Appendix vermiformis*
D37.3	*Neubildungen unsicheren und unbekannten Verhaltens, Neubildung unsicheren oder unbekannten Verhaltens der Mundhöhle und der Verdauungsorgane, Appendix vermiformis*
K35.-	*Krankheiten des Verdauungssystems, Krankheiten der Appendix, akute Appendizitis*
K36	*Krankheiten des Verdauungssystems, Krankheiten der Appendix, sonstige Appendizitis*
K37	*Krankheiten des Verdauungssystems, Krankheiten der Appendix, nicht näher bezeichnete Appendizitis*
K38.-	*Krankheiten des Verdauungssystems, Krankheiten der Appendix, sonstige Krankheiten der Appendix*
K91.83	*Krankheiten des Verdauungssystems, Krankheiten des Verdauungssystems nach medizinischen Maßnahmen, andernorts nicht klassifiziert, Insuffizienzen von Anastomosen und Nähten nach Operationen am sonstigen Verdauungstrakt*
Q43.8	*Sonstige angeborene Fehlbildungen des Verdauungssystems, sonstige Fehlbildungen des Darmes, sonstige näher bezeichnete angeborene Fehlbildungen des Darmes*

Die wohl am meisten verwendete Diagnosekodierung, die zu einer Operation führt, ist der ICD K35.-.

Zur Verschlüsselung der Operationen an der Appendix vermiformis sind folgende Prozedurenkodes im OPS-Katalog vorgesehen:

5-470.-	*Operationen an der Appendix, Appendektomie*
5-471.-	*Operationen an der Appendix, simultane Appendektomie*
5-479.-	*Operationen an der Appendix, andere Operationen an der Appendix*

Appendizitis [1101a]:

Zur Zuweisung einer Schlüsselnummer aus den Kategorien

K35.-	*Akute Appendizitis*
K36	*Sonstige Appendizitis*
K37	*Nicht näher bezeichnete Appendizitis*

ist die klinische Diagnose Appendizitis ausreichend. Es ist nicht zwingend erforderlich, dass ein histopathologischer Befund diese Diagnose sichert.

Beispiel

Ein Patient wird mit einer akuten Appendizitis stationär aufgenommen. Es wird Appendektomie durchgeführt.

HD	*K35.30*	*Akute Appendizitis mit lokalisierter Appendizitis, akute Appendizitis mit lokalisierter Peritonitis ohne Perforation oder Ruptur*
OPS	*5-470.10*	*Appendetomie, laparoskopisch, Absetzung durch (Schlingen)ligatur*

Appendektomie als Hybrid-DRG

Ab 2026 werden erstmalig laparoskopische Appendektomieeingriffe über eine Hybrid-DRG abgerechnet. Dies nimmt der Grouper automatisch vor, wenn die Voraussetzungen dafür erfüllt sind.

Bei Erfüllung der grundsätzlichen Einschlusskriterien (Verweildauer unter 3 Tage, Alter über 17 Jahre, keine komplexen Fälle entsprechend PCCL <3, kein hoher Pflegegrad 4 oder 5) und Ausschluss vorhandener Kontextfaktoren für diese Hybrid-DRG

(Faktoren, die eine vollstationäre Behandlung rechtfertigen oder weitere Eingriffe neben der Appendektomie), führen bestimmte OPS-Kodes in die Hybrid-DRG G23M:

5-452.1	*Lokale Exzision und Destruktion von erkranktem Gewebe des Dickdarmes: Exzision laparoskopisch*
5-470.1-	*Appendektomie laparoskopisch* *.10 Absetzung durch (Schlingen)ligatur* *.11 Absetzung durch Klammern (Stapler)* *. 1x Sonstige*
5-470.x	*Appendektomie: Sonstige*
5-470.y	*Appendektomie: Nnbez*
5-479.0	*Inzision und Drainage eines perityphlitischen Abszesses*
5-479.x	*Andere Operationen an der Appendix: Sonstige*
5-479.y	*Andere Operationen an der Appendix: Nnbez*

Ferner führen laparoskopische Bridenlösungen und Adhäsiolysen am Dickdarm sowie einige Restekodes aus 5-469.x in diese Hybrid-DRG.

Der Erlös für die Hybrid-DRG G23M Appendektomie oder laparoskopische Adhäsiolyse beträgt 2.867,87 Euro (bei postoperativer Nachbetreuung zuzüglich 30 Euro).

7.2 Dickdarm

Die häufigsten Dickdarmerkrankungen lassen sich mit folgenden Kodes aus dem ICD-10 GM verschlüsseln:

C18.-	*Bösartige Neubildungen der Verdauungsorgane, bösartige Neubildung des Kolons*
C19	*Bösartige Neubildungen der Verdauungsorgane, bösartige Neubildung am Rektosigmoid, Übergang*
C78.5	*Bösartige Neubildungen ungenau bezeichneter, sekundärer und nicht näher bezeichneter Lokalisationen, sekundäre bösartige Neubildung des Dickdarmes und des Rektums*

D01.0 *In-Situ-Neubildungen, Carcinoma in situ sonstiger und nicht näher bezeichneter Verdauungsorgane, Kolon*

D01.1 *In-Situ-Neubildungen, Carcinoma in situ sonstiger und nicht näher bezeichneter Verdauungsorgane, Rektosigmoid, Übergang*

D12.2 *Gutartige Neubildungen, gutartige Neubildungen des Kolons, des Rektums, des Analkanals und des Anus, Colon ascendens*

D12.3 *Gutartige Neubildungen, gutartige Neubildungen des Kolons, des Rektums, des Analkanals und des Anus, Colon transversum*

D12.4 *Gutartige Neubildungen, gutartige Neubildungen des Kolons, des Rektums, des Analkanals und des Anus, Colon descendens*

D12.5 *Gutartige Neubildungen, gutartige Neubildungen des Kolons, des Rektums, des Analkanals und des Anus, Colon sigmoideum*

D12.6 *Gutartige Neubildungen, gutartige Neubildungen des Kolons, des Rektums, des Analkanals und des Anus, Kolon, nicht näher bezeichnet*

D12.2 *Gutartige Neubildungen, gutartige Neubildungen des Kolons, des Rektums, des Analkanals und des Anus, Rektosigmoid, Übergang*

D37.4 *Neubildungen unsicheren und unbekannten Verhaltens, Neubildung unsicheren oder unbekannten Verhaltens der Mundhöhle und der Verdauungsorgane, Kolon*

K50.1 *Nichtinfektiöse Enteritis und Kolitis, Crohn-Krankheit [Enteritis regionalis] [Morbus Crohn], Crohn-Krankheit des Dickdarmes*

K51.- *Nichtinfektiöse Enteritis und Kolitis, Colitis ulcerosa*

K55.- *Sonstige Krankheiten des Darmes, Gefäßkrankheiten des Darmes*

K56.- *Sonstige Krankheiten des Darmes, Paralytischer Ileus und intestinale Obstruktionen ohne Hernie*

K57.2 *Sonstige Krankheiten des Darmes, Divertikelkrankheit des Dickdarmes mit Perforation und Abszess*

K57.3	*Sonstige Krankheiten des Darmes, Divertikelkrankheit des Dickdarmes ohne Perforation oder Abszess*
K57.4	*Sonstige Krankheiten des Darmes, Divertikelkrankheit sowohl des Dünndarmes als auch des Dickdarmes mit Perforation und Abszess*
K57.5	*Sonstige Krankheiten des Darmes, Divertikelkrankheit sowohl des Dünndarmes als auch des Dickdarmes ohne Perforation oder Abszess*
K57.8	*Sonstige Krankheiten des Darmes, Divertikelkrankheit des Darmes, Teil nicht näher bezeichnet, mit Perforation und Abszess*
K57.9	*Sonstige Krankheiten des Darmes, Divertikelkrankheit des Darmes, Teil nicht näher bezeichnet, ohne Perforation oder Abszess*
K58.-	*Sonstige Krankheiten des Darmes, Reizdarmsyndrom*
K59.-	*Sonstige Krankheiten des Darmes, sonstige funktionelle Darmstörungen*
K63.0	*Sonstige Krankheiten des Darmes, Darmabszess*
K63.1	*Sonstige Krankheiten des Darmes, Perforation des Darmes (nichttraumatisch)*
K63.2	*Sonstige Krankheiten des Darmes, Darmfistel*
K63.3	*Sonstige Krankheiten des Darmes, Darmulkus*
K63.4	*Sonstige Krankheiten des Darmes, Enteroptose*
K63.5	*Sonstige Krankheiten des Darmes, Polyp des Kolons*
K63.8	*Sonstige Krankheiten des Darmes, sonstige näher bezeichnete Krankheiten des Darmes*
K63.9	*Sonstige Krankheiten des Darmes, Darmkrankheit, nicht näher bezeichnet*
K91.3	*Sonstige Krankheiten des Verdauungssystems, Krankheiten des Verdauungssystems nach medizinischen Maßnahmen, andernorts nicht klassifiziert, postoperativer Darmverschluss*

K91.83 *Krankheiten des Verdauungssystems, Krankheiten des Verdauungssystems nach medizinischen Maßnahmen, andernorts nicht klassifiziert, Insuffizienzen von Anastomosen und Nähten nach Operationen am sonstigen Verdauungstrakt*

K91.84 *Strikturen nach endoskopischen Eingriffen und Operationen am Verdauungstrakt*

Q42.- *Sonstige angeborene Fehlbildungen des Verdauungssystems, angeborene(s) Fehlen, Atresie und Stenose des Dickdarmes*

Q43.1 *Sonstige angeborene Fehlbildungen des Verdauungssystems, sonstige Fehlbildungen des Darmes, Hirschsprung-Krankheit*

Q43.2 *Sonstige angeborene Fehlbildungen des Verdauungssystems, sonstige Fehlbildungen des Darmes, sonstige angeborene Funktionsstörungen des Darmes*

Q43.3 *Sonstige angeborene Fehlbildungen des Verdauungssystems, sonstige Fehlbildungen des Darmes, angeborene Fehlbildungen, die die Darmfixation betreffen*

Q43.41 *Sonstige angeborene Fehlbildungen des Verdauungssystems, sonstige Fehlbildungen des Darmes, Duplikatur des Darmes, Duplikatur des Kolons*

Q43.8 *Sonstige angeborene Fehlbildungen des Verdauungssystems, sonstige Fehlbildungen des Darmes, sonstige näher bezeichnete angeborene Fehlbildungen des Darmes*

Q43.9 *Sonstige angeborene Fehlbildungen des Verdauungssystems, sonstige Fehlbildungen des Darmes, angeborene Fehlbildung des Darmes, nicht näher bezeichnet*

Die wohl am meisten verwendeten Diagnosekodierungen, die zu einer Operation führen, sind die ICDs C18, C19 und D12.-.

Zur Verschlüsselung der Operationen am Dickdarm sind folgende Prozedurenkodes im OPS-Katalog vorgesehen:

5-450.2 *Inzision, Exzision, Resektion und Anastomose am Dünn- und Dickdarm, Inzision des Darmes, Kolon*

5-450.x *Inzision, Exzision, Resektion und Anastomose am Dünn- und Dickdarm, Inzision des Darmes, sonstige*

5-450.y *Inzision, Exzision, Resektion und Anastomose am Dünn- und Dickdarm, Inzision des Darmes, n. n. bez.*

5-452.- *Inzision, Exzision, Resektion und Anastomose am Dünn- und Dickdarm, lokale Exzision von erkranktem Gewebe des Dickdarmes*

5-453.2 *Inzision, Exzision, Resektion und Anastomose am Dünn- und Dickdarm, Ausschaltung eines Darmsegmentes als selbständiger Eingriff (z. B. bei zweizeitigen plastischen Operationen), Kolon*

5-453.x *Inzision, Exzision, Resektion und Anastomose am Dünn- und Dickdarm, Ausschaltung eines Darmsegmentes als selbständiger Eingriff (z. B. bei zweizeitigen plastischen Operationen), sonstige*

5-453.y *Inzision, Exzision, Resektion und Anastomose am Dünn- und Dickdarm, Ausschaltung eines Darmsegmentes als selbständiger Eingriff (z. B. bei zweizeitigen plastischen Operationen), n. n. bez.*

5-455.- *Inzision, Exzision, Resektion und Anastomose am Dünn- und Dickdarm, partielle Resektion des Dickdarmes*

*5-455.0*** *Segmentresektion des Dickdarms*
Inkl.: Resektion einer Dickdarmanastomose

5-456.- *Inzision, Exzision, Resektion und Anastomose am Dünn- und Dickdarm, (Totale) Kolektomie und Proktokolektomie*

5.459.2 *Inzision, Exzision, Resektion und Anastomose am Dünn- und Dickdarm, Bypass-Anastomose des Darmes, Dünndarm zu Dickdarm*

5.459.3 *Inzision, Exzision, Resektion und Anastomose am Dünn- und Dickdarm, Bypass-Anastomose des Darmes, Dickdarm zu Dickdarm*

5.459.4 *Inzision, Exzision, Resektion und Anastomose am Dünn- und Dickdarm, Bypass-Anastomose des Darmes, mehrfache Anastomosen*

5.459.x *Inzision, Exzision, Resektion und Anastomose am Dünn- und Dickdarm, Bypass-Anastomose des Darmes, sonstige*

5.459.y	*Inzision, Exzision, Resektion und Anastomose am Dünn- und Dickdarm, Bypass-Anastomose des Darmes, n. n. bez.*
5-467.-	*Andere Operationen an Dünn- und Dickdarm, andere Rekonstruktion des Darmes*
5-468.-	*Andere Operationen an Dünn- und Dickdarm, intraabdominelle Manipulation am Darm*
5-469.4-	*Andere Operationen an Dünn- und Dickdarm, andere Operationen am Darm, Myotomie (quere Einkerbung der freien Tänie des Dickdarmes)*
5-469.5-	*Andere Operationen an Dünn- und Dickdarm, andere Operationen am Darm, Fixation des Dünndarmes an der rechten Bauchwandseite und des Dickdarmes an der linken Bauchwandseite*
5-469.7-	*Andere Operationen an Dünn- und Dickdarm, andere Operationen am Darm, Übernähung eines Ulkus*
5-469.8-	*Andere Operationen an Dünn- und Dickdarm, andere Operationen am Darm, Umstechung eines Ulkus*
5-469.b-	*Andere Operationen an Dünn- und Dickdarm, andere Operationen am Darm, Bougierung*
5-469.c-	*Andere Operationen an Dünn- und Dickdarm, andere Operationen am Darm, Endo-Loop*
5-469.d-	*Andere Operationen an Dünn- und Dickdarm, andere Operationen am Darm, Clippen*
5-469.e-	*Andere Operationen an Dünn- und Dickdarm, andere Operationen am Darm, Injektion*
5-469.j-	*Andere Operationen an Dünn- und Dickdarm, andere Operationen am Darm, Dilatation des Dickdarmes*
5-469.k-	*Andere Operationen an Dünn- und Dickdarm, andere Operationen am Darm, Einlegen oder Wechsel einer selbstexpandierenden Prothese*
5-469.m-	*Andere Operationen an Dünn- und Dickdarm, andere Operationen am Darm, Entfernung einer selbstexpandierenden Prothese*

5-469.n- *Andere Operationen an Dünn- und Dickdarm, andere Operationen am Darm, Einlegen oder Wechsel einer nichtselbstexpandierenden Prothese*

5-469.p- *Andere Operationen an Dünn- und Dickdarm, andere Operationen am Darm, Entfernung einer nicht selbstexpandierenden Prothese*

5-469.s- *Andere Operationen an Dünn- und Dickdarm, andere Operationen am Darm, Geweberaffung oder Gewebeverschluss durch einen auf ein Endoskop aufgesteckter ringförmiger Clip*

5-469.t- *Andere Operationen an Dünn- und Dickdarm, andere Operationen am Darm, Blutstillung durch Auftragen von absorbierenden Substanzen*

5-469.u- *Andere Operationen an Dünn- und Dickdarm, andere Operationen am Darm, endoskopische Entfernung von Clips durch elektrische Desintegration*

5-46a.- *Weitere Operationen am Darm*

Zusatzcode für den Bereich 5-469:

5-469.v- *Andere Operationen an Dünn- und Dickdarm, andere Operationen am Darm, Endoskopie durch Push-and-pull-back Technik*

Das protektive Anlegen eines Enterostomas (5-462.- Andere Operationen am Dünn- und Dickdarm, Anlegen eins Enterostomas (als protektive Maßnahme) im Rahmen eines anderen Eingriffes) ist beim OPS 5-45- zusätzlich zu kodieren.

Besonderheit bei allen Kodes aus 5-45:
Die Verwendung eines therapeutischen Einmal-Endoskops ist zusätzlich zu kodieren (5-54a.2 ff.).

Besonderheiten bei der Kodierung des OPS 5-455.-:
Die (Teil-)Resektion von Nachbarorganen ist gesondert zu kodieren. Die Nachbarorgane umfassen z. B. Dünndarm, Leber, Milz, Pankreas, Magen und Niere. Die Lymphknoten des regionalen Lymphabflussgebietes und das Omentum majus gehören nicht zu den Nachbarorganen. Die regionale Lymphadenektomie

ist zusätzlich zu kodieren (5-406.2, 5-406.3, 4-406.4, 5-406.5, 5-406.6, 5-406.9, 5-406.a, 5-406.b). Die radikale Lymphadenektomie ist zusätzlich zu kodieren (5-407.2, 5-407.3, 5-407.4, 5-407.6, 5-407.7). Die Art des verwendeten Materials für Gewebeersatz oder Gewebeverstärkung ist zusätzlich zu kodieren (5-932.-).

Die Resektion einer Anastomose zwischen Dünn- und Dickdarm ist als Segmentresektion des Dickdarmes zu kodieren. In einer Klarstellung seit 2019 ist auch die Resektion einer Anastomose im Kode 5-455.0 enthalten.

Der OPS 5-455.4- (Resektion des Colon ascendens mit Coecum und rechter Flexur [Hemikolektomie rechts]) beinhaltet bereits die aus operationstechnischen Gründen erforderliche Mitresektion einer Ileummanschette. Folgt man der Logik des Hinweises den OPS 5-482.9-, 5-482.a oder 5-482.b-, so kann man davon ausgehen, dass die Resektionslänge von 4 cm auch hier zur Unterscheidung dient, ob es sich nur um eine Manschettenresektion (Länge < 4 cm) oder bereits um eine Ileumsegmentresektion (Länge > 4 cm) handelt. Daher sollte die Resektionslänge zwingend im OP-Bericht aufgelistet sein.

Zur Kodierung des OPS 5-455.5- (Resektion des Colon transversum) müssen mindestens 3/4 des Colon transversum reseziert werden (Dokumentation im OP-Bericht!). Wurde weniger reseziert, dann muss der OPS 5-455.0- (Segmentresektion) kodiert werden.

Werden bei einer Sigmaresektion die interperitonealen Rektumanteile mit reseziert, dann wird der OPS 5-455.7- (Sigmaresektion) kodiert. Werden allerdings auch extraperitoneale Rektumanteile mitreseziert, dann wird der OPS 5-484.- (Rektumresektion unter Sphinktererhaltung) kodiert. Zur Kodierung des OPS 5-455.7- (Sigmaresektion) müssen mindestens 3/4 des Colon sigmoideum reseziert werden (Dokumentation im OP-Bericht!). Wurde weniger reseziert, dann muss der OPS 5-455.0- (Segmentresektion) kodiert werden.

Zur Kodierung des OPS 5-455.9- (Resektion des Colon ascendens mit Coecum und rechter Flexur und Colon transversum [Hemikolektomie rechts mit Transversumresektion]) müssen mindestens 3/4 des Colon transversum reseziert werden (auch hier Dokumentation im OP-Bericht erforderlich!). Wurde weniger reseziert, dann muss der OPS 5-455.4- (Hemikolektomie rechts) kodiert werden.

Zur Kodierung des OPS 5-455.a- (Resektion des Colon descendens mit linker Flexur und Colon transversum [Hemikolektomie links mit Transversumresektion]) müssen mindestens 3/4 des Colon transversum reseziert werden (OP-Dokumentation!). Wurde weniger reseziert, dann muss der OPS 5-455.6- (Hemikolektomie links) kodiert werden.

Zur Kodierung des OPS 5-455.b- (Resektion des Colon descendens und Colon sigmoideum) müssen mindestens 3/4 des Colon descendens reseziert werden. Wurde weniger reseziert, dann muss der OPS 5-455.7- (Sigmaresektion) kodiert werden.

Zur Kodierung des OPS 5-455.d- (Resektion des Colon transversum, Colon descendens mit linker Flexur und Colon sigmoideum) müssen mindestens 3/4 des Colon transversum reseziert werden. Wurde weniger reseziert, dann muss der OPS 5-455.b- (Resektion des Colon descendens und Colon sigmoideum) kodiert werden.

Zur Kodierung der entsprechenden Prozedurenkodes müssen im OP-Bericht die Resektionsgrenzen beschrieben sein.

Besonderheiten bei der Kodierung des OPS 5-456.-:
Der OPS 5-456.- beinhaltet bereits die aus operationstechnischen Gründen erforderliche Mitresektion einer Ileummanschette. Folgt man der Logik des Hinweises den OPS 5-482.9-, 5-482.a oder 5-482.b-, so kann man davon ausgehen, dass die Resektionslänge von 4 cm auch hier zur Unterscheidung dient, ob es sich nur um eine Manschettenresektion (Länge < 4 cm) oder bereits um eine Ileumsegmentresektion (Länge > 4 cm) han-

delt. Daher sollte die Resektionslänge zwingend im OP-Bericht aufgelistet sein.

Die (Teil-)Resektion von Nachbarorganen ist gesondert zu kodieren. Sollten diese Nachbarorgane tumorös befallen sein, ist ein entsprechender Metastasenkode als Diagnose zu verschlüsseln, sofern der Tumor nicht infiltrierend eingewachsen ist (in diesem Fall keine Kodierung). Die Nachbarorgane umfassen z. B. Dünndarm, Leber, Milz, Pankreas, Magen und Niere. Die Lymphknoten des regionalen Lymphabflussgebietes und das Omentum majus gehören nicht zu den Nachbarorganen. Die regionale Lymphadenektomie ist gesondert zu kodieren (5-406.2, 5-406.3, 4-406.4, 5-406.5, 5-406.6, 5-406.9, 5-406.a, 5-406.b). Die radikale Lymphadenektomie ist gesondert zu kodieren (5-407.2, 5-407.3, 5-407.4, 5-407.6, 5-407.7). Die Art des verwendeten Materials für Gewebeersatz oder Gewebeverstärkung ist zusätzlich zu kodieren (5-932.-)

Bei einer Restkolektomie wird nur der OPS-Kode verwendet, der die tatsächliche Resektion widerspiegelt. Da bereits in mindestens einer Vor-OP Teile des Kolons entfernt wurden, kann hier nicht ein OPS aus 5-456 ((Totale) Kolektomie und Proktokolektomie) verschlüsselt werden.

Die familiär adenomatöse Polyposis (FAP) zählt zu den gutartigen Neubildungen des Kolons und wird mit dem ICD D12.6 kodiert. Die Möglichkeit, das Auftreten von Darmkrebs bei FAP-Patienten zu vermeiden, besteht in der operativen Entfernung des Dickdarms. Es wird eine Kolektomie durchgeführt, die mit dem OPS 5-456.- kodiert wird.

Besonderheit bei der Kodierung des OPS 5-467.53:
Bei der Kodierung einer Revision mit und ohne Darmresektion kommt es immer wieder zu Streitigkeiten mit dem MD. Diesbezüglich hat sich das BfArM auf eine Anfrage hin positioniert: „Der Kode 5-467.53 sollte nur angegeben werden, wenn das Ziel der Operation die Revision der Anastomose (ohne Resektion) war." Dies bedeutet, dass bei einer Revision mit Darmresektion der

OPS 5-455.0- verwendet werden muss ohne zusätzliche Kodierung des OPS 5-467.53.

Beispiel

Ein Patient wird mit einem Sigmakarzinom stationär aufgenommen. Es wird eine Sigmaresektion durchgeführt.

HD	*C18.7*	*bösartige Neubildung des Colon sigmoideum*
OPS	*5-455.75*	*Sigmaresektion, laparoskopisch mit Anastomose*

Divertikelkrankheit

Für 2021 wurden die ICD-10-Kodes für die Divertikelkrankheit neu geordnet und umbenannt. Einzelheiten siehe Kapitel Dünndarm.

Zugangswege und Umstieg während des Eingriffs

In bestimmten Kodes muss der Zugang und die Art der Rekonstruktion in der 6. Stelle kodiert werden. Diese Zugangswege wurden 2026 deutlich erweitert und umgebaut und umfassen nun:

Letzte Ziffer	Zugang
1	*Offen chirurgisch mit Anastomose*
2	*Offen chirurgisch mit Enterostoma und Blindverschluss*
3	*Offen chirurgisch mit zwei Enterostomata*
4	*Offen chirurgisch mit Anastomosen-Anus praeter*
5	*Laparoskopisch mit Anastomose*
6	*[gestrichen]*
7	*[gestrichen]*
8	*Offen chirurgisch mit temporärem Blindverschluss beider Schenkel*
9	*Laparoskopisch mit Enterostoma und Blindverschluss*
a	*Laparoskopisch mit zwei Enterostomata*
b	*Laparoskopisch mit temporärem Blindverschluss beider Schenkel*

c	*Umsteigen laparoskopisch – offen chirurgisch mit Anastomose*
d	*Umsteigen laparoskopisch – offen chirurgisch mit Enterostoma und Blindverschluss*
e	*Umsteigen laparoskopisch – offen chirurgisch mit zwei Enterostomata*
f	*Umsteigen laparoskopisch – offen chirurgisch mit Anastomosen-Anus praeter*
g	*Umsteigen laparoskopisch – offen chirurgisch mit temporärem Blindverschluss beider Schenkel*

Die Zugangswege Laparoskopisch mit Enterostoma und Umsteigen von laparoskopisch auf offen chirurgisch wurden gestrichen.

8 Rektum und Anus/Analkanal

8.1 Rektum

Die häufigsten Rektumerkrankungen lassen sich mit folgenden Kodes aus dem ICD-10 GM verschlüsseln:

C20	*Bösartige Neubildungen der Verdauungsorgane, bösartige Neubildung des Rektums*
C78.5	*Bösartige Neubildungen ungenau bezeichneter, sekundärer und nicht näher bezeichneter Lokalisationen, sekundäre bösartige Neubildung des Dickdarmes und des Rektums*
D01.2	*In-Situ-Neubildungen, Carcinoma in situ sonstiger und nicht näher bezeichneter Verdauungsorgane, Rektum*
D12.8	*Gutartige Neubildungen, gutartige Neubildungen des Kolons, des Rektums, des Analkanals und des Anus, Rektum*
D37.5	*Neubildungen unsicheren und unbekannten Verhaltens, Neubildung unsicheren oder unbekannten Verhaltens der Mundhöhle und der Verdauungsorgane, Rektum*
K60.4	*Fissur und Fistel in der Anal- und Rektalregion, Rektalfistel*
K60.5	*Fissur und Fistel in der Anal- und Rektalregion Anorektalfistel*
K61.1	*Abszess in der Anal- und Rektalregion, Rektalabszess*
K61.2	*Abszess in der Anal- und Rektalregion, Anorektalabszess*
K61.3	*Abszess in der Anal- und Rektalregion, Ischiorektalabszess*
K62.1	*Rektumpolyp*
K62.3	*Rektumprolaps*
K62.4	*Stenose des Anus und des Rektums*
K62.5	*Hämorrhagie des Anus und des Rektums*

	.50 Hämorrhagie des Anus *.51 Hämorrhagie des Rektums* *.59 Anorektale Hämorrhagie, Lokalisation nicht näher bezeichnet*
K62.6	*Ulkus des Anus und des Rektums*
K62.7	*Strahlenproktitis*
K62.8	*Sonstige näher bezeichnete Krankheiten des Anus und des Rektums*
K62.9	*Sonstige Krankheiten des Darmes, sonstige Krankheiten des Anus und des Rektums, Krankheiten des Anus und des Rektums, nicht näher bezeichnet*
K91.83	*Krankheiten des Verdauungssystems, Krankheiten des Verdauungssystems nach medizinischen Maßnahmen, andernorts nicht klassifiziert, Insuffizienzen von Anastomosen und Nähten nach Operationen am sonstigen Verdauungstrakt*
Q43.42	*Sonstige angeborene Fehlbildungen des Verdauungssystems, sonstige Fehlbildungen des Darmes, Duplikatur des Darmes, Duplikatur des Rektums*
Q43.6	*Sonstige angeborene Fehlbildungen des Verdauungssystems, sonstige Fehlbildungen des Darmes, angeborene Fistel des Rektums und des Anus*

Die wohl am meisten verwendete Diagnosekodierung, die zu einer Operation führt, ist der ICD C20.

Zur Verschlüsselung der Operationen am Rektum sind folgende Prozedurenkodes im OPS-Katalog vorgesehen:

5-480	*Operationen am Rektum, Inzision des Rektums*
5-482	*Operationen am Rektum, peranale lokale Exzision und Destruktion von erkranktem Gewebe des Rektums* Durch einen neuen Hinweis 2024 wurde klargestellt, dass eine endoskopische Vollwandexzision [EFTR] mit 5-482.81 zu kodieren ist.
5-484	*Operationen am Rektum, Rektumresektion unter Sphinktererhaltung*

5-485	*Operationen am Rektum, Rektumresektion ohne Sphinktererhaltung*
5-486	*Operationen am Rektum, Rekonstruktion des Rektums*
5-489	*Operationen am Rektum, andere Operationen am Rektum*

Bei einer zirkulären Vollwandexzision wird eine Rektummanschette von weniger als 4 cm Länge reseziert und somit mit den OPS 5-482.9-, 5-482.a oder 5-482.b- kodiert. Werden mehr als 4 cm Länge reseziert wird ein Kode aus dem OPS 5-484.- verwendet. Daher sollte die Resektionslänge zwingend im OP-Bericht aufgelistet sein.

Besonderheit bei allen Kodes aus 5-48:
Die Verwendung von autogener thrombozytenangereicherter Fibrinmatrix ist zusätzlich zu kodieren (5-932.a).

Hinweis bei der Kodierung des OPS 5-482.0:
Die Anzahl von entfernten Polypen mit mehr als 2 cm Durchmesser ist zusätzlich zu kodieren (5-482.f ff.).

Hinweis bei der Kodierung des OPS 5-482.c bis e:
Die Anzahl der verwendeten Nadeln zur Destruktion ist zusätzlich zu kodieren (5-98h.1 ff.).

Hinweis bei der Kodierung des OPS 5-482.9, 5-482.a, 5-482.b und 5-484.2:
Bei einer zirkulären Vollwandexzision wird eine Rektummanschette von weniger als 4 cm Länge (weniger als 2 cm Länge bei Kindern bis zum vollendeten 14. Lebensjahr) reseziert.

Der Bundesschlichtungsausschuss hat sich am 06.10.2020 in der KDE 463 mit dieser Frage befasst: Bei Vorliegen eines inneren Rektumprolaps wird eine zirkuläre Stapler-Vollwandexzision der überschüssigen Rektumwand mittels Contour® Transtar™ vorgenommen. Ist hierfür der OPS-Kode *5-484.27 Rektumresektion unter Sphinktererhaltung, Tubuläre Resektion unter Belassen des Paraproktiums, Peranal* zutreffend? Folgende Entscheidung wurde getroffen: Bei einer zirkulären Vollwandexzision von überschüssiger Rektumwand bei einem inneren Rektumprolaps mit Sphinktererhaltung unter Anwendung eines Staplers (peranale tubuläre Resektion) ist für die Auswahl des entsprechenden OPS-Kodes entweder OPS 5-484.27 oder OPS 5-482.b0 die Länge der resezierten Rektummanschette ausschlaggebend.

Beträgt die Länge der resezierten Rektummanschette ≥ 4 cm, so ist der OPS-Kode 5-484.27 Rektumresektion unter Sphinktererhaltung: Tubuläre Resektion unter Belassen des Paraproktiums: Peranal anzuwenden.

Beträgt die Länge der resezierten Rektummanschette hingegen < 4 cm so ist der OPS-Kode 5 482.b0 Peranale lokale Exzision und Destruktion von erkranktem Gewebe des Rektums: Vollwandexzision, mit Stapler, peranal: Zirkulär [Manschettenresektion] zu kodieren.

Besonderheiten bei der Kodierung des OPS 5-484.-:
Das protektive Anlegen eines Enterostomas (5-462.- Andere Operationen am Dünn- und Dickdarm, Anlegen eins Enterostomas (als protektive Maßnahme) im Rahmen eines anderen Eingriffes) ist zusätzlich zu kodieren.

Bei der tiefen anterioren Resektion (5-484.5-) liegt die Resektionshöhe im Bereich der Ampulla recti unterhalb der Plica transversa recti inferior. Zur korrekten Verschlüsselung sollte dies auch im OP-Bericht beschrieben sein.

Die (Teil-)Resektion von Nachbarorganen ist bei den OPS 5-484 und 5-485 gesondert zu kodieren.

Besonderheit bei der Kodierung des OPS 5-484.2-:
Die De-La-Torre-Operation ist hier inkludiert.

Beispiel
Ein Patient wird mit einem Rektumkarzinom stationär aufgenommen. Es wird eine Rektumresektion durchgeführt.

HD	*C20*	*bösartige Neubildung des Rektums*
OPS	*5-484.52*	*Rektumresektion unter Sphinktererhaltung, tiefe anteriore Resektion, offen chirurgisch mit Enterostoma und Blindverschluss*
	5-462.1	*Anlegen eines Enterostomas (als protektive Maßnahme) im Rahmen eines anderen Eingriffes, Ileostoma*

2025 wurde ein neuer Revisionskode am Rektum eingeführt:

5-489.q	Revision einer Anastomose

Dieser Kode inkludiert auch eine Anastomosenrevision zwischen Dünn- oder Dickdarm und Rektum.

8.2 Anus/Analkanal

Die häufigsten Erkrankungen des Anus und des Analkanals lassen sich mit folgenden Kodes aus dem ICD-10 GM verschlüsseln:

C21	*Bösartige Neubildungen der Verdauungsorgane, bösartige Neubildung des Anus und des Analkanals*
C44.50	*Bösartige Neubildung Perianalhaut* *Anus: Haut, Rand(-Gebiet)*
D01.3	*In-Situ-Neubildungen, Carcinoma in situ sonstiger und nicht näher bezeichneter Verdauungsorgane, Analkanal und Anus*
D12.9	*Gutartige Neubildungen, gutartige Neubildungen des Kolons, des Rektums, des Analkanals und des Anus, Analkanal und Anus*
D37.78	*Neubildungen unsicheren und unbekannten Verhaltens, Neubildung unsicheren oder unbekannten Verhaltens der Mundhöhle und der Verdauungsorgane, sonstige Verdauungsorgane*
K59.4	*Sonstige Krankheiten des Darmes, Analspasmus*

K60.0	*Sonstige Krankheiten des Darmes, Fissur und Fistel in der Anal- und Rektalregion, akute Analfissur*
K60.1	*Sonstige Krankheiten des Darmes, Fissur und Fistel in der Anal- und Rektalregion, chronische Analfissur*
K60.2	*Sonstige Krankheiten des Darmes, Fissur und Fistel in der Anal- und Rektalregion, Analfissur, nicht näher bezeichnet*
K60.3	*Sonstige Krankheiten des Darmes, Fissur und Fistel in der Anal- und Rektalregion, Analfistel*
K60.5	*Sonstige Krankheiten des Darmes, Fissur und Fistel in der Anal- und Rektalregion, Anorektalfistel*
K61.0	*Sonstige Krankheiten des Darmes, Abszess in der Anal- und Rektalregion, Analabszess*
K61.2	*Sonstige Krankheiten des Darmes, Abszess in der Anal- und Rektalregion, Anorektalabszess*
K61.4	*Sonstige Krankheiten des Darmes, Abszess in der Anal- und Rektalregion, intraspinktärer Abszess*
K62.0	*Sonstige Krankheiten des Darmes, sonstige Krankheiten des Anus und des Rektums, Analpolyp*
K62.2	*Sonstige Krankheiten des Darmes, sonstige Krankheiten des Anus und des Rektums, Analprolaps*
K62.4	*Sonstige Krankheiten des Darmes, sonstige Krankheiten des Anus und des Rektums, Stenose des Anus und des Rektums*
K62.5	*Sonstige Krankheiten des Darmes, sonstige Krankheiten des Anus und des Rektums, Hämorrhagie des Anus und des Rektums*
K62.6	*Sonstige Krankheiten des Darmes, sonstige Krankheiten des Anus und des Rektums, Ulkus des Anus und des Rektums*
K62.8	*Sonstige Krankheiten des Darmes, sonstige Krankheiten des Anus und des Rektums, sonstige näher bezeichnete Krankheiten des Anus und des Rektums*
K62.9	*Sonstige Krankheiten des Darmes, sonstige Krankheiten des Anus und des Rektums, Krankheiten des Anus und des Rektums, nicht näher bezeichnet*

K64.-	*Sonstige Krankheiten des Darmes, Hämorrhoiden und Perianalvenenthrombose*
K91.83	*Krankheiten des Verdauungssystems, Krankheiten des Verdauungssystems nach medizinischen Maßnahmen, andernorts nicht klassifiziert, Insuffizienzen von Anastomosen und Nähten nach Operationen am sonstigen Verdauungstrakt*
Q43.5	*Sonstige angeborene Fehlbildungen des Verdauungssystems, sonstige Fehlbildungen des Darmes, Ektopia ani*
Q43.6	*Sonstige angeborene Fehlbildungen des Verdauungssystems, sonstige Fehlbildungen des Darmes, angeborene Fistel des Rektums und des Anus*

Die wohl am meisten verwendeten Diagnosekodierungen, die zu einer Operation führen, sind die ICD-Kodes K60.-, K61.- und K64.-.

Zur Verschlüsselung der Operationen am Anus und am Analkanal sind folgende Prozedurenkodes im OPS-Katalog vorgesehen:

5-490	*Operationen am Anus, Inzision und Exzision von Gewebe der Perianalregion*
5-491	*Operationen am Anus, operative Behandlung von Analfisteln*
5-492	*Operationen am Anus, Exzision und Destruktion von erkranktem Gewebe des Analkanals*
5-493	*Operationen am Anus, operative Behandlung von Hämorrhoiden*
5-494	*Operationen am Anus, Durchtrennung des Sphinkter ani [Sphinkterotomie]*
5-495	*Operationen am Anus, primäre plastische Rekonstruktion bei anorektalen Anomalien*
5-496	*Operationen am Anus, Rekonstruktion des Anus und des Sphinkterapparates*
5-499	*Operationen am Anus, andere Operationen am Anus*

Besonderheit bei der Kodierung des OPS 5-491.-:
Eine gleichzeitige Rekonstruktion (5-496.3) oder Naht des Sphinkters (5-496.0) ist gesondert zu kodieren.

Besonderheit bei der Kodierung des OPS 5-496.3:
Die gleichzeitige Exzision einer Analfistel ist gesondert zu kodieren (5-491.-).

Besonderheit bei der Kodierung des OPS 5-496.5:
Die Implantation, der Wechsel und die Entfernung von Neurostimulatoren und Elektroden bei der dynamischen Grazilisplastik sind gesondert zu kodieren (5-059.-).

Beispiel
Ein Patient wird mit einer Analfistel stationär aufgenommen. Es wird eine Exzision durchgeführt.

HD	*K60.3*	*Analfistel*
OPS	*5-491.14*	*operative Behandlung von Analfisteln, Exzision, extrasphinktär*

Hinweis: 2025 wurden neue Hybrid-DRGs für Eingriffe bei Analfisteln eingeführt, so dass diese Eingriffe ggf. nun nicht mehr vollstationär abgerechnet werden können. Näheres siehe Kapitel Hybrid-DRG.

9 Leber

Die häufigsten Leberkrankungen lassen sich mit folgenden Kodes aus dem ICD-10 GM verschlüsseln:

B15.-	*Virushepatitis, akute Virushepatitis A*
B16.-	*Virushepatitis, akute Virushepatitis B*
B17.-	*Virushepatitis, sonstige akute Virushepatitis*
B18.-	*Virushepatitis, chronische Virushepatitis*
B19.-	*Virushepatitis, chronische Virushepatitis, nicht näher bezeichnet*
B67.0	*Helminthosen, Echinococcus-granulosus-Infektion [zystische Echinokokkose] der Leber*
B67.5	*Helminthosen, Echinococcus-multilocarius-Infektion [alveoläre Echinokokkose] der Leber*
B67.8	*Helminthosen, nicht näher bezeichnete Echinokokkose der Leber*
C22.0	*Bösartige Neubildungen der Verdauungsorgane, bösartige Neubildung der Leber und der intrahepatischen Gallengänge, Leberzellkarzinom*
C22.2	*Bösartige Neubildungen der Verdauungsorgane, bösartige Neubildung der Leber und der intrahepatischen Gallengänge, Hepatoblastom*
C22.3	*Bösartige Neubildungen der Verdauungsorgane, bösartige Neubildung der Leber und der intrahepatischen Gallengänge, Angiosarkom der Leber*
C22.4	*Bösartige Neubildungen der Verdauungsorgane, bösartige Neubildung der Leber und der intrahepatischen Gallengänge, sonstige Sarkome der Leber*
C22.7	*Bösartige Neubildungen der Verdauungsorgane, bösartige Neubildung der Leber und der intrahepatischen Gallengänge, sonstige nicht näher bezeichnete Karzinome der Leber*
C22.9	*Bösartige Neubildungen der Verdauungsorgane, bösartige Neubildung der Leber und der intrahepatischen Gallengänge, Leber, nicht näher bezeichnet*

C78.7	*Bösartige Neubildungen ungenau bezeichneter, sekundärer und nicht näher bezeichneter Lokalisationen, sekundäre bösartige Neubildung der Atmungs- und Verdauungsorgane, sekundäre bösartige Neubildung der Leber und der intrahepatischen Gallengänge*
D01.5	*In-situ-Neubildungen, Carcinoma in situ sonstiger und nicht näher bezeichneter Verdauungsorgane, Leber, Gallenblase und Gallengänge*
D13.4	*Gutartige Neubildungen, gutartige Neubildungen sonstiger und ungenau bezeichneter Teile des Verdauungssystems, Leber*
D37.6	*Neubildungen unsicheren oder unbekannten Verhaltens, Neubildung unsicheren oder unbekannten Verhaltens der Mundhöhle und der Verdauungsorgane, Leber, Gallenblase und Gallengänge*
K70.-	*Krankheiten der Leber, alkoholische Leberkrankheit*
	.40 Akutes und subakutes alkoholisches Leberversagen
	.41 Chronisches alkoholisches Leberversagen
	.42 Akut-auf-chronisches Leberversagen
	.48 Sonstiges und nicht näher bezeichnetes alkoholisches Leberversagen
	Alkoholisches Leberversagen o.n.A.
K71.-	*Krankheiten der Leber, toxische Leberkrankheit*
K72.-	*Krankheiten der Leber, Leberversagen, andernorts nicht klassifiziert*
	.10 Akut-auf-chronisches Leberversagen
	.18 Sonstiges und nicht näher bezeichnetes chronisches Leberversagen, andernorts nicht klassifiziert
K73.-	*Krankheiten der Leber, chronische Hepatitis, andernorts nicht klassifiziert*
K74.-	*Krankheiten der Leber, Fibrose und Zirrhose der Leber*
K74.70!	*Leberzirrhose, Stadium Child-Pugh A*
K74.71!	*Leberzirrhose, Stadium Child-Pugh B*
K74.72!	*Leberzirrhose, Stadium Child-Pugh C*

K75.-	*Krankheiten der Leber, sonstige entzündliche Leberkrankheiten*
K76.-	*Krankheiten der Leber, sonstige Krankheiten der Leber*
*K70.-**	*Krankheiten der Leber, Leberkrankheiten bei andernorts klassifizierten Krankheiten*
Q44.6	*Sonstige angeborene Fehlbildungen des Verdauungssystems, angeborene Fehlbildungen der Gallenblase, der Gallengänge und der Leber, zystische Leberkrankheit [Zystenleber]*
Q44.7	*Sonstige angeborene Fehlbildungen des Verdauungssystems, angeborene Fehlbildungen der Gallenblase, der Gallengänge und der Leber, sonstige angeborene Fehlbildungen der Leber*
T86.4-	*Komplikationen bei chirurgischen Eingriffen und medizinischer Behandlung, andernorts nicht klassifiziert, Versagen und Abstoßen von transplantierten Organen und Geweben, Funktionsstörung, Versagen und Abstoßen eines Lebertransplantates*
Z22.5	*Personen mit potentiellen Gesundheitsrisiken hinsichtlich übertragbarer Krankheiten, Keimträger von Infektionskrankheiten, Keimträger der Virushepatitis*

In einer seiner ersten Entscheidungen hat der Bundeschlichtungsausschuss am 24.06.2020 zur strittigen KDE 454 der SEG 4 eine Klarstellung zur Cholestase und der toxischen Leberkrankheit vorgenommen:

Der Kode K71.0 Toxische Leberkrankheit mit Cholestase ist nur dann anzuwenden, wenn eine durch Giftstoffe ausgelöste toxische Leberkrankheit mit nachfolgender, zumeist intrahepatischer Cholestase vorliegt.

Strittig war, ob bei Vorliegen einer Cholestase durch ein präpapilläres Konkrement neben dem ICD-Kode K80.51 zusätzlich K71.0 Toxische Leberkrankheit mit Cholestase anzugeben ist. Dies hat der Bundeschlichtungsausschuss verneint. Ätiopathogenetisch und klassifikatorisch sind „reine" Cholestasen von der extrahepatischen Cholestase abzugrenzen. K71.0 erfasst toxische Leberschäden, die eine Cholestase zur Folge haben, nicht umgekehrt.

Die wohl am meisten verwendeten Diagnosekodierungen, die zu einer Operation führen, sind die ICDs C78.7 und C22.-.

Zur Verschlüsselung der Operationen an der Leber sind folgende Prozedurenkodes im OPS-Katalog vorgesehen:

5-50	**Operationen an der Leber**
5-500.-	*Inzision der Leber*
5-501.-	*Lokale Exzision und Destruktion von erkranktem Gewebe der Leber (atypische Leberresektion)*
5-502.-	*Anatomische (typische) Leberresektion)*
5-503.-	*Leberteilresektion und Hepatektomie (zur Transplantation)*
5-504.-	*Lebertransplantation*
5-505.-	*Rekonstruktion der Leber*
5-506.-	*Implantation, Wechsel und Entfernung eines Katheterverweilsystems in Leberarterie und Pfortader (zur Chemotherapie) und offen chirurgische Chemoperfusion*
5-509.-	*Andere Operationen an der Leber*

Im OP-Bericht sollte genau beschrieben sein, in welchem Segment der Leber operiert wurde.

Die Kodes für Exzision und Keilexzision (5-501) wurden 2026 ergänzt und nach Anzahl der Exzisionen unterteilt:

5-501 Lokale Exzision und Destruktion von erkranktem Gewebe der Leber (atypische Leberresektion)
Inkl.: Blutstillung

Der Zugang ist in der 6. Stelle nach folgender Liste zu kodieren:

0 Offen chirurgisch
1 Laparoskopisch
2 Umsteigen laparoskopisch - offen chirurgisch

3 Perkutan
x Sonstige

	Lokale Exzision	Keilexzision
1 Läsion / Keil	5-501.0	5-501.2
2 oder 3 Läsionen / Keile	5-501.c Inkl.: Exzision einer Zyste (Perizystektomie)	5-501.e
4 oder mehr Läsionen / Keile	5-501.d	5-501.f

Die anatomische (typische) Leberteilresektion (5-502) wurde für 2025 überarbeitet und 2026 noch einmal ergänzt und bildet nun die möglichen Eingriffe vollständig und korrekt ab. Veraltete Begriffe wie Trisegmentektomie wurden gestrichen, die korrekten Begriffe „erweiterte Hemihepatektomie" für die linke und rechte Seite neu definiert bzw. eingeführt.

Wird die In-situ-Split-Leberresektion (5-502.7 und 5-502.8 sind hierzu zu kodieren) im gleichen Aufenthalt vorgenommen, so gelangt man normalerweise in die mehrzeitige DRG H33Z (ohne langen Intensivaufenthalt oder längere Beatmung).

Hinweis bei der Kodierung des OPS 5-501.7, 5-501.9, 5-501.a und 5-501.b:
Die Anzahl der verwendeten Nadeln zur Destruktion ist gesondert zu kodieren (5-98h.1 ff.).

Besonderheit bei der Kodierung des OPS 5-503.0:
Dieser Kode ist auch zu verwenden, wenn die Leistung nicht abschließend erbracht wird oder sich erst intraoperativ die Nichtverwendbarkeit des Organs für eine spätere Operation herausstellt.

Besonderheit bei der Kodierung des OPS 5-504.-:
Bei nicht AB0-kompatibler Transplantation ist der Kode 5-930.21 zusätzlich anzugeben. Die Art der Konservierung von Organtransplantaten ist gesondert zu kodieren (5-939.-).

Beispiel
Ein Patient wird mit Lebermetastasen bei Rektumkarzinom stationär aufgenommen. Es wird Segmentresektion durchgeführt.

HD	*C78.7*	*sekundäre bösartige Neubildung der Leber*
ND	*C20*	*bösartige Neubildung des Rektums*
OPS	*5- 502.0*	*anatomische (typische) Leberresektion, Segmentresektion (ein Segment)*

10 Gallenblase und Gallenwege

Die häufigsten Erkrankungen der Gallenblase und der Gallenwege lassen sich mit folgenden Kodes aus dem ICD-10 GM verschlüsseln:

C23 *Bösartige Neubildungen der Verdauungsorgane, bösartige Neubildung der Gallenblase*

C24.- *Bösartige Neubildungen der Verdauungsorgane, bösartige Neubildung sonstiger und nicht näher bezeichneter Teile der Gallenwege*

D01.5 *In-situ-Neubildungen, Carcinoma in situ sonstiger und nicht näher bezeichneter Verdauungsorgane, Leber, Gallenblase und Gallengänge*

D13.5 *Gutartige Neubildungen, gutartige Neubildungen sonstiger und ungenau bezeichneter Teile des Verdauungssystems, extrahepatische Gallengänge und Gallenblase*

D37.6 *Neubildungen unsicheren oder unbekannten Verhaltens, Neubildung unsicheren oder unbekannten Verhaltens der Mundhöhle und der Verdauungsorgane, Leber, Gallenblase und Gallengänge*

K80.- *Krankheiten der Gallenblase, der Gallenwege und des Pankreas, Cholelithiasis*

K81.- *Krankheiten der Gallenblase, der Gallenwege und des Pankreas, Cholecystitis*

K82.- *Krankheiten der Gallenblase, der Gallenwege und des Pankreas, sonstige Krankheiten der Gallenblase*

K83.- *Sonstige Krankheiten der Gallenwege*
.00 Primär sklerosierende Cholangitis
.01 Sekundär sklerosierende Cholangitis
.08 Sonstige Cholangitis
Cholangitis
– aszendierend
– eitrig
– rezidivierend
– stenosierend
.09 Cholangitis, nicht näher bezeichnet
Cholangitis o.n.A.

*K87.0**	*Krankheiten der Gallenblase, der Gallenwege und des Pankreas, Krankheiten der Gallenblase, der Gallenwege und des Pankreas bei andernorts klassifizierten Krankheiten, Krankheiten der Gallenblase und der Gallenwege bei andernorts klassifizierten Krankheiten*
K91.81	*Insuffizienzen von Anastomosen und Nähten nach Operationen an Gallenblase und Gallenwegen*
K91.84	*Strikturen nach endoskopischen Eingriffen und Operationen am Verdauungstrakt*
Q44.0	*Sonstige angeborene Fehlbildungen des Verdauungssystems, angeborene Fehlbildungen der Gallenblase, der Gallengänge und der Leber, Agnesie, Aplasie und Hypoplasie der Gallenblase*
Q44.1	*Sonstige angeborene Fehlbildungen des Verdauungssystems, angeborene Fehlbildungen der Gallenblase, der Gallengänge und der Leber, sonstige angeborene Fehlbildungen der Gallenblase*
Q44.2	*Sonstige angeborene Fehlbildungen des Verdauungssystems, angeborene Fehlbildungen der Gallenblase, der Gallengänge und der Leber, Atresie der Gallengänge*
Q44.3	*Sonstige angeborene Fehlbildungen des Verdauungssystems, angeborene Fehlbildungen der Gallenblase, der Gallengänge und der Leber, angeborene Stenose und Striktur der Gallengänge*
Q44.4	*Sonstige angeborene Fehlbildungen des Verdauungssystems, angeborene Fehlbildungen der Gallenblase, der Gallengänge und der Leber, Choledochuszyste*
Q44.5	*Sonstige angeborene Fehlbildungen des Verdauungssystems, angeborene Fehlbildungen der Gallenblase, der Gallengänge und der Leber, sonstige angeborene Fehlbildungen der Gallengänge*

T85.53 *Komplikationen durch sonstige interne Prothesen, Implantate oder Transplantate, mechanische Komplikation durch gastrointestinale Prothesen, Implantate oder Transplantate. Mechanische Komplikation durch Prothesen, Implantate oder Transplantate in den Gallenwegen*

T85.75 *Komplikationen durch sonstige interne Prothesen, Implantate oder Transplantate, Infektion und entzündliche Reaktion durch sonstige Prothesen, Implantate oder Transplantate, Infektion und entzündliche Reaktion durch interne Prothesen, Implantate oder Transplantate im hepatobiliärem System und im Pankreas*

Die wohl am meisten verwendeten Diagnosekodierungen, die zu einer Operation führen, sind die ICDs C78.7, und C22.-.

Zur Verschlüsselung der Operationen an der Gallenblase und an den Gallenwegen sind folgende Prozedurenkodes im OPS-Katalog vorgesehen:

5-51 Operationen an Gallenblase und Gallenwegen

5-510.- *Cholezystotomie und Cholezystostomie*
5-511.- *Cholezystektomie*
5-512.- *Biliodigestive Anastomose (von Ductus hepaticus, Ductus choledochus und Leberparenchym)*
5-513.- *Endoskopische Operationen an den Gallengängen*
5-514.- *Andere Operationen an den Gallengängen*
5-515.- *Exzision und Resektion von erkranktem Gewebe der Gallengänge*
5-516.- *Andere Rekonstruktion von erkranktem Gewebe*
5-517.- *Einlegen oder Wechseln von selbstexpandierenden Stents und Stent-Prothesen in die Gallengänge*
5-518.- *Operationen an Sphincter Oddi und Papilla duodeni major*
5-519.- *Andere Operationen an Gallenblase und Gallengängen*

Besonderheit bei der Kodierung des OPS 5-510.4:
Die Verwendung von selbstexpandierenden Stents ist gesondert zu kodieren (5-449.h3. 5-469.k3). Die Verwendung von auf ein Kauterisierungssystem vorgeladenen selbstexpandierenden Stents ist zusätzlich zu kodieren (5-54a.0).

Besonderheit bei der Kodierung des OPS 5-511.-:
Die Blutstillung im Bereich des Gallenblasenlagers (mit Leberbettnaht) und die Einlage einer Gallengangs-/T-Drainage bei Gallengangsrevision sind im Kode mit enthalten. Eine intraoperative Cholangiographie durch Zugang im Rahmen einer Laparotomie oder Laparoskopie ist gesondert zu kodieren (3-13c.3).

Besonderheit bei der Kodierung des OPS 5-511.3:
Die therapeutische Verwendung eines Einmal-Endoskops ist gesondert zu kodieren (5-54a.2 ff.).

Besonderheit bei der Kodierung des OPS 5-512.-:
Die Resektion von Gallengangsgewebe ist gesondert zu kodieren (5-515.-). Eine intraoperative Cholangiographie durch Zugang im Rahmen einer Laparotomie oder Laparoskopie ist gesondert zu kodieren (3-13c.3). Die Verwendung von selbstexpandierenden Stents ist gesondert zu kodieren (5-449.h3. 5-469.k3). Die Verwendung von auf ein Kauterisierungssystem vorgeladenen selbstexpandierenden Stents ist zusätzlich zu kodieren (5-54a.0).

Hinweis bei der Kodierung des OPS 5-513.-:
Die Verwendung eines Einmal-Endoskops ist gesondert zu kodieren (5-54a.2 ff.).

Hinweis bei der Kodierung des OPS 5-513.4:
Die Anzahl der verwendeten Nadeln zur Destruktion ist zusätzlich zu kodieren (5-98h ff.).

Besonderheit bei der Kodierung des OPS 5-514.-, OPS 5-517.- und 5-518.-:
Eine intraoperative Cholangiographie durch Zugang im Rahmen einer Laparotomie oder Laparoskopie ist gesondert zu kodieren (3-13c.3).

Hinweis bei der Kodierung des OPS 5-513.f ff:
Die Verwendung einer biologisch abbaubaren Prothese ist zusätzlich zu kodieren (5-54a.1, neuer Kode für 2025)

Besonderheit bei der Kodierung des OPS 5-514.5-:
Die Umwandlung einer externen in eine interne Drainage (Rendezvous-Manöver) ist im Kode mit enthalten.

Besonderheit bei der Kodierung des OPS 5-515.- und 5-516.-:
Die Einlage einer Gallengangs-/T-Drainage ist im Kode mit enthalten. Eine intraoperative Cholangiographie durch Zugang im Rahmen einer Laparotomie oder Laparoskopie ist gesondert zu kodieren (3-13c.3).

Beispiel
Ein Patient wird mit Gallensteinen stationär aufgenommen. Es wird eine Cholezystektomie durchgeführt.

HD	*K80.00*	*Gallenblasenstein mit akuter Cholezystitis, ohne Angabe einer Gallenwegsobstruktion*
OPS	*5-511.11*	*Cholezystektomie, einfach, laparoskopisch, ohne laparoskopische Revision der Gallengänge*

Bei den endoskopischen Eingriffen an den Gallengängen wurden 2026 endlich schon länger angewandte Verfahren des interventionellen Verschlusses von Leckagen aufgenommen. Für die Verwendung von embolisierenden Flüssigkeiten wurde der Kode

5-513.u	*Verschluss einer Leckage mit embolisierenden Flüssigkeiten*
.u0	*Bis unter 1,0 ml*
.u1	*1,0 ml bis unter 1,5 ml*
.u2	*1,5 ml bis unter 2,0 ml*
.u3	*2,0 ml bis unter 2,5 ml*
.u4	*2,5 ml oder mehr*

geschaffen. Ein entsprechender Kode für die Verwendung von Coils konnte leider nicht etabliert werden, da die bisher verwendeten Coils lediglich für die intravasale Anwendung intrakraniell zugelassen sind.

Am 10.08.2023 veröffentlichte der Bundesschlichtungsausschuss eine wichtige Entscheidung zur Cholezystektomie (S20220015) zur Kodierung der Hauptdiagnose bei Wiederaufnahme zur Cholezystektomie nach ERCP bei Cholangitis/-zystitis mit Gallenwegsobstruktion.

Die Fallkonstellation: In einem vorangegangenen externen Aufenthalt bei Gallengangsstein und Gallenwegsobstruktion mit konsekutiver Cholangitis war eine ERCP mit Papillotomie und Steinentfernung durchgeführt worden. Die Wiederaufnahme erfolgte nun im Rahmen des Behandlungsplanes zur (laparoskopischen) Cholezystektomie. Es bestand keine Konstellation zu einer Fallzusammenführung.

Das Krankenhaus wollte eine Folgebehandlung nach DKR D005 kodieren, also die HD Gallengangsstein mit Cholangitis und mit Obstruktion (K80.31), damit die DRG H08A abrechnen. Der MD forderte dagegen die entsprechende HD OHNE Angabe einer Obstruktion (K81.30), diese führte in die DRG H08C. Die Begründung des MD lautete, die DKR D005d „Folgezustände und geplante Folgeeingriffe" sei hier nicht anzuwenden, da kein Ersteingriff stattgefunden habe. Bei der ERCP handele es sich formal nicht um eine Operation.

Der SAB hatte also folgende Grundfragen zu beantworten: Ist als Hauptdiagnose weiterhin der Gallengangsstein mit Cholangitis MIT Gallenwegsobstruktion (K80.31) zu kodieren, obwohl die Obstruktion mittels ERCP bereits im Voraufenthalt behoben wurde? Oder ist die DKR D005d anzuwenden mit Kodierung der ursprünglich vorliegenden Diagnose MIT Obstruktion?

Der SAB schloss zwar die Anwendung der DKR D005 nicht aus, bestätigte damit also, dass entgegen der formalistischen Sicht des MD auch Interventionen wie eine ERCP durchaus als „Operationen" im Sinne dieser DKR gelten.

Er verneinte aber im konkreten Fall die vom Krankenhaus gewählte Kodierung, da bei K80.3 neben der zugrunde liegenden Diagnose (Cholangitis) auch der Ausprägungsgrad (mit/ohne Ostruktion) mit kodiert wird. Die Grunderkrankung bleibt auch beim Folgeaufenthalt Hauptdiagnose, die Ausprägung muss bei Wiederaufnahme jedoch aktualisiert werden. Entsprechend kann keine Obstruktion und/oder Entzündung kodiert werden, wenn diese nicht mehr vorliegt. Diese Entscheidung ist auch auf vergleichbare Kodes übertragbar (z. B. Divertikulitis mit/ohne Blutung).

Der Wortlaut des Beschlusses lautet:

Zitat: *„Wenn bei einem Patienten in einem vorangegangenen Aufenthalt bei Gallengangstein mit Obstruktion eine ERCP zur Steinentfernung durchgeführt wurde und in einem zweiten Aufenthalt die stationäre Aufnahme zur Cholezystektomie erfolgt, ist für die Festlegung der Hauptdiagnose für diesen zweiten Aufenthalt der für den aktuell vorliegenden Befund (z.B. Gallenblasenstein ohne Gallenwegsobstruktion) zutreffende Kode aus K80.- Cholelithiasis zu verwenden.*

Entsprechend ist bei diesen Fällen beim Aufenthalt zur Gallenblasenentfernung nicht mehr eine Obstruktion und/oder Entzündung zu kodieren, wenn diese nicht mehr vorliegen.

Die Regelungen zur Fallzusammenführung bleiben hiervon unberührt."

Wie bei früheren SAB-Entscheidungen auch hat das InEK diesen Fall zum Anlass genommen, die Gruppierung solcher Fälle zu überprüfen. Hierbei zeigte sich, dass in der Basis-DRGF H08 Fälle mit diesen Hauptdiagnosen ohne endoskopische Steinentfernung im gleichen Aufenthalt mit geringeren Kosten in der DRG H08A verbunden waren. Die Definition der DRG H08A wurde daher in dem Sinne präzisiert, dass Hauptdiagnosen „mit Gallenwegsobstruktion" nur noch bei endoskopischer Steinentfernung im gleichen Aufenthalt der DRG H08A zugeordnet werden. Dies entspricht auch der aktuellen Leitlinienempfehlung. Ansonsten erfolgt für diese Fälle eine Zuordnung zur DRG H08B. Fälle mit unspezifischen Prozeduren für „sonstige Steinentfernung" wurden gleich mit abgewertet von H08B in H08C. Damit ist die für die SAB-Entscheidung ursächliche Streitkonstellation nicht mehr gegeben.

2025 wurde klargestellt, dass die Revision einer Gallengangsanastomose unter 5-519.3 die Revision einer Anastomose zwischen Gallengängen und Dünndarm inkludiert.

Laparoskopische Cholezystektomie als Hybrid-DRG
Ähnlich wie die Appendektomie wurde auch die Cholezystektomie bei einfachen laparoskopischen Eingriffen 2026 für die Hybrid-DRGs geöffnet.

Die Einteilung in A-DRG (vollstationär) oder H-DRG nimmt der Grouper automatisch vor, wenn die jeweiligen Voraussetzungen dafür erfüllt sind.

Bei Erfüllung der grundsätzlichen Einschlusskriterien (Verweildauer unter 3 Tage, Alter über 17 Jahre, keine komplexen Fälle entsprechend PCCL <3, kein hoher Pflegegrad 4 oder 5) und Ausschluss vorhandener Kontextfaktoren für diese Hybrid-DRG (Faktoren, die eine vollstationäre Behandlung rechtfertigen oder weitere Eingriffe neben der Cholezystektomie), führen bestimmte OPS-Kodes in die Hybrid-DRG H08M, v.a. Biopsien und einfache laparoskopische Eingriffe an Galle, Leber und Bauchwand:

1-551.1	*Biopsie an der Leber durch Inzision: Nadelbiopsie*
1-552.1	*Biopsie an Gallengängen durch Inzision*
5-501.21/e1/f1	*Keilexzisionen Leber*
5-511.1-	*Cholezystektomie einfach laparoskopisch*
5-511.5-	*Cholezystektomie simultan, während einer Laparoskopie aus anderen Gründen*
5-511.x/y	*Cholezystektomie: Sonstige / nnbez*

5-501.-	*[diverse locale Destruktionsverfahren Laber]*
5-540 und 5-542	*[diverse Kodes für Inzision und Exzision an der Bauchwand]*

Der Erlös für die Hybrid-DRG H08M Laparoskopische Cholezystektomie oder bestimmte Eingriffe an Leber und Bauchwand beträgt 3.036,49 Euro (bei postoperativer Nachbetreuung zuzüglich 30 Euro).

11 Pankreas

Die häufigsten Pankreaserkrankungen lassen sich mit folgenden Kodes aus dem ICD-10 GM verschlüsseln:

C25.- *Bösartige Neubildungen der Verdauungsorgane, bösartige Neubildung des Pankreas*

C78.8 *Bösartige Neubildungen ungenau bezeichneter, sekundärer und nicht näher bezeichneter Lokalisationen, sekundäre bösartige Neubildung der Atmungs- und Verdauungsorgane, sekundäre bösartige Neubildung sonstiger und nicht näher bezeichneter Verdauungsorgane*

D01.7 *In-situ-Neubildungen, Carcinoma in situ sonstiger und nicht näher bezeichneter Verdauungsorgane, sonstige näher bezeichnete Verdauungsorgane*

D09.3 *In-situ-Neubildungen, Carcinoma in situ sonstiger und nicht näher bezeichneter Lokalisationen, Schilddrüse und sonstige endokrine Drüsen*

D13.6 *Gutartige Neubildungen, gutartige Neubildungen sonstiger und ungenauer bezeichneter Teile des Verdauungssystems, Pankreas*

D13.7 *Gutartige Neubildungen, gutartige Neubildungen sonstiger und ungenauer bezeichneter Teile des Verdauungssystems, endokriner Drüsenanteil des Pankreas*

D37.70 *Neubildungen unsicheren oder unbekannten Verhaltens, Neubildung unsicheren oder unbekannten Verhaltens der Mundhöhle und der Verdauungsorgane, Pankreas*

K85.- *Krankheiten der Gallenblase, der Gallenwege und des Pankreas, akute Pankreatitis*

K86.-	*Sonstige Krankheiten des Pankreas* *K86.10 Autoimmunpankreatitis [AIP]* *K86.11 Hereditäre Pankreatitis* *K86.18 Sonstige chronische Pankreatitis* *.80 Pankreasgangstein ohne Pankreasgangstenose* *.81 Pankreasgangstein mit Pankreasgangstenose* *.82 Sonstige Pankreasgangstenose* *Pankreasgangstenose o.n.A.* *.83 Exokrine Pankreasinsuffizienz* *.84 Pankreatoduodenale Fistel* *.88 Sonstige nicht näher bezeichnete Krankheiten des Pankreas* *Atrophie* *Fibrose* *Zirrhose* *Pankreasfettgewebsnekrose* *Pankreasnekrose* *– aseptisch* *– o.n.A.*
*K87.1**	*Krankheiten der Gallenblase, der Gallenwege und des Pankreas, Krankheiten der Gallenblase, der Gallenwege und des Pankreas bei andernorts klassifizierten Krankheiten, Krankheiten des Pankreas bei andernorts klassifizierten Krankheiten*
K91.82	*Insuffizienzen von Anastomosen und Nähten nach Operationen am Pankreas* *Insuffizienzen von Anastomosen und Nähten am Pankreas mit Beteiligung des Dünndarms*
K91.84	*Strikturen nach endoskopischen Eingriffen und Operationen am Verdauungstrakt*
Q45.0	*Sonstige angeborene Fehlbildungen des Verdauungssystems, sonstige angeborene Fehlbildungen des Verdauungssystems, Agnesie, Aplasie und Hypoplasie des Pankreas*
Q45.1	*Sonstige angeborene Fehlbildungen des Verdauungssystems, sonstige angeborene Fehlbildungen des Verdauungssystems, Pancreas anulare*

Q45.2 *Sonstige angeborene Fehlbildungen des Verdauungssystems, sonstige angeborene Fehlbildungen des Verdauungssystems, angeborene Pankreaszyste*

Q45.3 *Sonstige angeborene Fehlbildungen des Verdauungssystems, sonstige angeborene Fehlbildungen des Verdauungssystems, sonstige angeborene Fehlbildungen des Pankreas und des Ductus pancreaticus*

T85.54 *Komplikationen durch sonstige interne Prothesen, Implantate oder Transplantate, Mechanische Komplikation durch gastrointestinale Prothesen, Implantate oder Transplantate, Mechanische Komplikation durch Prothesen, Implantate oder Transplantate im Pankreas*

T85.75 *Komplikationen durch sonstige interne Prothesen, Implantate oder Transplantate, Infektion und entzündliche Reaktion durch sonstige Prothesen, Implantate oder Transplantate, Infektion und entzündliche Reaktion durch interne Prothesen, Implantate oder Transplantate im hepatobiliärem System und im Pankreas*

T86.82 *Komplikationen bei chirurgischen Eingriffen und medizinischer Behandlung, andernorts nicht klassifiziert, Versagen und Abstoßung sonstiger transplantierter Organe und Gewebe, Pankreastransplantat*

Die wohl am meisten verwendete Diagnosekodierung, die zu einer Operation führt, ist der ICD C25.-.

Zur Verschlüsselung der Operationen am Pankreas sind folgende Prozedurenkodes im OPS-Katalog vorgesehen:

5-52 Operationen am Pankreas

5-520.- *Inzision des Pankreas*

5-521.- *Lokale Exzision und Destruktion von erkranktem Gewebe des Pankreas*

5-522 *Marsupialisation einer Pankreaszyste*

5-523.- *Innere Drainage des Pankreas*

5-524.- *Partielle Resektion des Pankreas*

5-525.- *(Totale) Pankreatektomie*

5-526.- *Endoskopische Operationen am Pankreasgang*

5-527.- Anastomose des Ductus pancreaticus
5-528.- Transplantation von Pankreas(gewebe)
5-529.- Andere Operationen am Pankreas und am Pankreasgang

Hinweis bei der Kodierung des OPS 5-521.3:
Die Anzahl der verwendeten Nadeln zur Destruktion ist zusätzlich zu kodieren (5-98h.1 ff.).

Besonderheit bei der Kodierung des OPS 5-523.-:
Die Drainage von Pankreaszysten und Pankreaspseudozysten ist im Kode mit enthalten.

Besonderheit bei der Kodierung des OPS 5-524.- und OPS 5-525.-:
Eine ggf. durchgeführte simultane Cholezystektomie ist gesondert zu kodieren (5-511.4-, 5-511.5-).

Besonderheit bei der Kodierung des OPS 5-524.4:
Hier sind Segmente von Pankreaskörper oder Pankreasschwanz gemeint.

Besonderheit bei der Kodierung des OPS 5-525.4:
Dieser Kode ist auch zu verwenden, wenn die Leistung nicht abschließend erbracht wird oder sich erst intraoperativ die Nichtverwendbarkeit des Organs für eine spätere Operation herausstellt.

Besonderheit bei der Kodierung des OPS 5-526.-:
Die therapeutische Verwendung eines Einmal-Endoskops ist zusätzlich zu kodieren (5-54a.2 ff.).

Die Verwendung einer biologisch abbaubaren Prothese ist in einzelnen Kodes zusätzlich zu kodieren (5-54a.1, neu 2025 eingeführt).

Besonderheit bei der Kodierung der OPS 5-529:
Die Verwendung einer biologisch abbaubaren Prothese ist in einzelnen Kodes zusätzlich zu kodieren (5-54a.1, neu 2025 eingeführt).

Besonderheit bei der Kodierung der OPS 5-529.p- und 5-529.s-:
Hier ist die Einlage einer Drainage und die Entfernung von intra-/retroperitonealen postpankreatitischen Nekrosen/Flüssigkeitsansammlungen mit enthalten.

Besonderheit bei der Kodierung des OPS 5-529.n4, OPS 5-529.p2, OPS 5-529.r3 und OPS 5-529.s2:
Die Verwendung von auf ein Kauterisierungssystem vorgeladenen selbstexpandierenden Stents ist zusätzlich zu kodieren (5-54a.0)

Sonderform Intraduktal Papillär Muzinöse Neoplasie (IPMN):
Die IPMN ist ein primär intraduktal wachsender epithelialer Tumor, der aus muzinösen Zellen besteht. Diese Art der Neoplasie ist häufig heterogen gebaut und zeigt dementsprechend unterschiedliche Dysplasie und Malignitätsgrade. Eine Unterscheidung kann in die nicht-invasive und in die invasive IPMNs vorgenommen werden. Bei den nicht-invasiven IPMNs handelt es sich um geringe, mäßige oder schwergradige Dysplasien (Adenomtyp, Borderline-Typ oder Carcinoma in situ-Typ). Die invasive Form wird durch das hervorgehende invasive Karzinom definiert, welche vom Phänotyp dem duktalen Pankreaskarzinom oder einem muzionösen Adenokarzinom entsprechen. Mit ca. 80 % ist der Pankreaskopf die am häufigsten betroffene Lokalisation.

Kodierung des IPMN:

Adenomtyp	*ICD D13.6*
Borderlinetyp	*ICD D37.70*
Carcinoma in situ-Typ	*ICD D01.7*
Invasives Karzinom	*ICD C25.-*

Sonderform Neuroendokrine Tumoren (NET) des Pankreas:
Neuroendokrine Tumore des Pankreas sind mit etwa 5 % wesentlich seltener als die so genannten exokrinen Pankeaskarzinome. Sie entwickeln sich aus den hormonproduzierenden, endokrinen Zellen und nicht aus dem Drüsengewebe oder dem Gangsystem. Von ihrer Herkunft her gehören sie zum Nervensystem und von ihrer Ausscheidungsfunktion zu den inneren Drüsen, daher werden sie auch neuroendokrine Tumore genannt. Anhand der WHO-Klassifikation werden neuroendokrine Tumore nach ihrem Entartungsgrad in drei Stufen eingeteilt (1a = benigne, 1b = niedrig maligne, 2 = hoch maligne) Eine andere Klassifikation wurde von der ENETS (European Neuroendocrine Tumor Society) herausgegeben. Hier findet die Einteilung anhand der Geschwindigkeit der Zellteilung, der Proliferation statt. Die Proliferation erfolgt anhand desKi-67-Index: Grad 1 (Proliferationsindex < 2 %), Grad 2 (Proliferationsindex 2 bis 20 %) oder Grad 3, dem endokrinem Karzinom (Proliferationsindex > 20 %). Wenn die neuroendokrinen Tumorzellen vorwiegend Insulin ausschütten, spricht man von einem Insulinom. Ca. 90 % der Insulinome sind klein (< 2 cm) und gutartig. Ein weiterer, nicht selten hormonproduzierender Tumor ist das Gastrinom. Es ist oft bösartig und metastasiert früh. Ein weiterer neuroendokriner Tumor des Pankreas ist das Glukagonom. Es ist sehr selten, aber meist maligne und metastasiert auch früh.

Insulinom (Annahme benigne)	*ICD*	*D13.7*
Gastrinom (Annahme maligne)	*ICD*	*C25.4*
Glukagonom (Annahme maligne)	*ICD*	*C25.4*
ENETS Grad 1	*ICD*	*D13.7*
ENETS Grad 2, keine Metastasen, keine Invasion in benachbarte Organe	*ICD*	*D37.70*
ENETS Grad 2, mit Metastasen, mit Invasion in benachbarte Organe	*ICD*	*C25.4*
ENETS Grad 3	*ICD*	*C25.4*

Beispiel

Ein Patient wird mit einem Pankreaskopfkarzinom stationär aufgenommen. Es wird eine partielle Pankreasresektion durchgeführt.

HD	*C25.2*	*bösartige Neubildung des Pankreaskopfes*
OPS	*5-524.2*	*Pankreaskopfresektion, pyloruserhaltend*

12 Milz

Die häufigsten Milzerkrankungen lassen sich mit folgenden Kodes aus dem ICD-10 GM verschlüsseln:

C26.1 *Bösartige Neubildungen der Verdauungsorgane, bösartige Neubildung sonstiger und ungenau bezeichneter Verdauungsorgane, Milz*

C78.8 *Bösartige Neubildungen ungenau bezeichneter, sekundärer und nicht näher bezeichneter Lokalisationen, sekundäre bösartige Neubildung der Atmungs- und Verdauungsorgane, sekundäre bösartige Neubildung sonstiger und nicht näher bezeichneter Verdauungsorgane*

D13.9 *Gutartige Neubildungen, gutartige Neubildung sonstiger und ungenau bezeichneter Teile des Verdauungssystems, ungenau bezeichnete Lokalisationen des Verdauungssystems*

D73.- *Sonstige Krankheiten des Blutes und der blutbildenden Organe, Krankheiten der Milz*

Q89.0- *Sonstige angeborene Fehlbildungen, sonstige angeborene Fehlbildungen, andernorts nicht klassifiziert, angeborene Fehlbildungen der Milz*

R16.1 *Symptome, die das Verdauungssystem und das Abdomen betreffen, Hepatomegalie und Splenomegalie, andernorts nicht klassifiziert, Splenomegalie, andernorts nicht klassifiziert*

Die wohl am meisten verwendete Diagnosekodierung, die zu einer Operation führt, ist der ICD D73.-.

Zur Verschlüsselung der Operationen an der Milz sind folgende Prozedurenkodes im OPS-Katalog vorgesehen:

5-412 *Inzision der Milz*

5-413.- *Splenektomie*

5-419.- *Andere Operationen an der Milz*

Beispiel

Ein Patient wird mit einem Hypersplenismus stationär aufgenommen. Es wird eine Milzentferung durchgeführt.

HD	*D73.1*	*Hypersplenismus*
OPS	*5-413.11*	*Splenektomie, total, laparoskopisch*

13 Niere und Nebenniere

13.1 Niere

Die häufigsten Nierenerkrankungen lassen sich mit folgenden Kodes aus dem ICD-10 GM verschlüsseln:

C64	*Bösartige Neubildungen der Harnorgane, bösartige Neubildung der Niere, ausgenommen Nierenbecken*
C65	*Bösartige Neubildungen der Harnorgane, bösartige Neubildung des Nierenbeckens*
C79.0	*Bösartige Neubildungen ungenau bezeichneter, sekundärer und nicht näher bezeichneter Lokalisationen, sekundäre bösartige Neubildung an sonstigen und nicht näher bezeichneten Lokalisationen, sekundäre Neubildung der Niere und des Nierenbeckens*
D30.0	*Gutartige Neubildungen, gutartige Neubildung der Harnorgane, Niere*
D30.1	*Gutartige Neubildungen, gutartige Neubildung der Harnorgane, Nierenbecken*
D41.0	*Neubildungen unsicheren oder unbekannten Verhaltens, Neubildung unsicheren oder unbekannten Verhaltens der Harnorgane, Niere*
D41.1	*Neubildungen unsicheren oder unbekannten Verhaltens, Neubildung unsicheren oder unbekannten Verhaltens der Harnorgane, Nierenbecken*
N13.-	*Tubulointerstitielle Nierenkrankheiten, obstruktive Uropathie und Refluxuropathie*
	.20 Hydronephrose bei Obstruktion durch Nierenstein
	.21 Hydronephrose bei Obstruktion durch Ureterstein
	.29 Hydronephrose bei Obstruktion durch Nieren- und Ureterstein, Steinlokalisation nicht näher bezeichnet
	60 Hydronephrose bei ureteropelviner Obstruktion mit Infektion der Niere

	.61 Hydronephrose bei Ureterstriktur, andernorts nicht klassifiziert, mit Infektion der Niere
	.62 Hydronephrose bei Obstruktion durch Nierenstein mit Infektion der Niere
	.63 Hydronephrose bei Obstruktion durch Ureterstein mit Infektion der Niere
	.64 Hydronephrose bei Obstruktion durch Nieren- und Ureterstein, Steinlokalisation nicht näher bezeichnet, mit Infektion der Niere
	.65 Sonstige und nicht näher bezeichnete Hydronephrose mit Infektion der Niere
	.66 Hydroureter mit Infektion der Niere
	.67 Abknickung und Striktur des Ureters ohne Hydronephrose mit Infektion der Niere
	.68 Sonstige und nicht näher bezeichnete Pyonephrose
	Obstruktive Uropathie mit Infektion, o.n.A.
N15.1	*Tubulointerstitielle Nierenkrankheiten, sonstige tubointerstitielle Nierenkrankheiten, Nierenabszess und pernephritischer Abszess*
N17.-	*Niereninsuffizienz, akutes Nierenversagen*
N18.-	*Niereninsuffizienz, chronische Nierenkrankheit*
N19	*Niereninsuffizienz, nicht näher bezeichnete Niereninsuffizienz*
N20.-	*Urolithiasis, Nieren- und Ureterstein*
N28.0	*Sonstige Krankheiten der Niere und des Ureters, sonstige Krankheiten der Niere und des Ureters, andernorts nicht klassifiziert, Ischämie und Infarkt der Niere*
N28.1	*Sonstige Krankheiten der Niere und des Ureters, sonstige Krankheiten der Niere und des Ureters, andernorts nicht klassifiziert, Zyste der Niere*
N30.80	*Abszess der Harnblasenwand*
N99.0	*Sonstige Krankheiten des Urogenitalsystems, Krankheiten des Urogenitalsystems nach medizinischen Maßnahmen, andernorts nicht klassifiziert, Nierenversagen nach medizinischen Maßnahmen*

.10 Harnröhrenstriktur-Rezidiv nach vorangegangener Operation einer Harnröhrenstriktur
.18 Harnröhrenstriktur nach sonstigen Maßnahmen
Harnröhrenstriktur als Folge von:
- Katheterisierung
- Kondylomabtragung
- Strahlentherapie
- Transurethraler Operation
- Zirkumzision

Q61.- *Angeborene Fehlbildungen des Harnsystems, zystische Nierenkrankheit*

T86.1- *Komplikationen bei chirurgischen Eingriffen und medizinischer Behandlung, andernorts nicht klassifiziert, Versagen und Abstoßung von transplantierten Organen und Geweben, Funktionsstörung, Versagen und Abstoßung eines Nierentransplantates*

Z43.6 *Personen, die das Gesundheitswesen zum Zwecke spezifischer Maßnahmen und zur medizinischen Betreuung in Anspruch nehmen, Versorgung künstlicher Körperöffnungen, Versorgung sonstiger künstlicher Körperöffnungen des Harntraktes*

I97.89 *Steal-Syndrom nach Shuntanlage bei Dialyse*

Die wohl am meisten verwendeten Diagnosekodierungen, die zu einer Operation führen, sind die ICDs C64, C65 und Q61.-.

Zur Verschlüsselung der Operationen an der Niere sind folgende Prozedurenkodes im OPS-Katalog vorgesehen:

5-55 Operationen an der Niere

5-550.- *Perkutan-transrenale Nephrotomie, Nephrostomie, Steinentfernung, Pyeloplastik und ureterorenoskopische Steinentfernung*

5-551.- *Offen-chirurgische Nephrotomie, Nephrostomie, Pyelotomie und Pyelostomie*

5-552.- *Exzision und Destruktion von (erkranktem) Gewebe der Niere*

5-553.- *Partielle Resektion der Niere*

5-554.- *Nephrektomie*
5-555.- *Nierentransplantation*
5-557.- *Rekonstruktion der Niere*
5-559.- *Andere Operation an der Niere*
8-138.- *Manipulationen am Harntrakt, Wechsel und Entfernung eines Nephrostomiekatheters*
8-147.0 *Andere Formen von therapeutischer Katheterisierung und Kanüleneinlage, therapeutische Drainage von Harnorganen, Niere*
8-155.0 *Therapeutische perkutane Punktion von Harnorganen, Niere*
8-155.1 *Therapeutische perkutane Punktion von Harnorganen, Nierenbecken*
8-138.2 *Einlegen eines Nephrostomiekatheters über bestehenden Nephrostomiekanal* ***[neu 2024]***

Zusätzlich zum laparoskopischen Verfahren gibt es seit 2022 bei mehreren Eingriffen die Möglichkeit zur Kodierung des retroperitoneoskopischen Verfahrens.

Beispiel:
5-552.3 ⇆ Exzision von (erkranktem) Gewebe der Niere, laparoskopisch oder retroperitoneoskopisch

Besonderheit bei der Kodierung der OPS 8-550 und 5-551:
Das Einlegen eines Nephrostomiekatheters über einen bestehenden Nephrostomiekanal kann ab 2024 spezifisch mit 8-138.2 kodiert werden und ist deshalb bei diesen Operationen exkludiert.

Besonderheit bei der Kodierung des OPS 5-552.- und des OPS 5-602.3:
Die Anzahl der verwendeten Kryoablationsnadeln ist zusätzlich zu kodieren (5-98h.0 ff).

Hinweis bei der Kodierung des OPS 5-552.5:
Die Anzahl der verwendeten Nadeln zur irreversiblen Elektroporation ist zusätzlich zu kodieren (5-98h.1 ff.).

Besonderheit bei der Kodierung des OPS 5-554.-:
Eine gleichzeitig durchgeführte radikale paraaortale Lymphadenektomie ist zusätzlich zu kodieren (5-407.2). Die regionale Lymphadenektomie und die Adrenalektomie der gleichen Seite sind im Kode mit enthalten.

Besonderheit bei der Kodierung des OPS 5-554.5- und des OPS 5-554.b-:
Die Resektion einer Blasenmanschette ist gesondert zu kodieren (5-575.-).

Besonderheit bei der Kodierung des OPS 5-554.9-:
Dieser Kode ist auch zu verwenden, wenn die Leistung nicht abschließend erbracht wird oder sich erst intraoperativ die Nichtverwendbarkeit des Organs für eine spätere Operation herausstellt.

Besonderheit bei den Kodes 5-575 bis 5-579 (Operationen an der Harnblase):
Die Kodes wurden 2022 um die Möglichkeit des Umsteigens von laparoskopisch auf offen chirurgisch erweitert. Es handelt sich um die Eingriffe:

5-575	*Partielle Harnblasenresektion*
5-576	*Zystektomie*
5-577	*Ersatz der Harnblase*
5-578	*Andere plastische Rekonstruktion der Harnblase*
5-579	*Andere Operationen an der Harnblase*

Besonderheit bei der Kodierung des OPS 5-555.-:
Bei AB0-nichtkompatibler Transplantation ist der Kode 5-590.21 zusätzlich anzugeben. Die Art der Konservierung von Organtransplantaten ist zusätzlich zu kodieren (5-939.-).

Beispiel

Ein Patient wird mit einem Nierenkarzinom stationär aufgenommen. Es wird eine Nephrektomie durchgeführt.

HD	*C64*	*bösartige Neubildung der Niere*
OPS	*5-554.43*	*Nephrektomie, radikal, laparoskopisch*

13.2 Nebenniere

Die häufigsten Nebennierenerkrankungen lassen sich mit folgenden Kodes aus dem ICD-10 GM verschlüsseln:

C74	*Bösartige Neubildungen der Schilddrüse und sonstigen endokrinen Drüsen, bösartige Neubildung der Nebenniere*
C79.7	*Bösartige Neubildungen ungenau bezeichneter, sekundärer und nicht näher bezeichneter Lokalisationen, sekundäre bösartige Neubildung an sonstigen und nicht näher bezeichneten Lokalisationen, sekundäre Neubildung der Nebenniere*
D35.0	*Gutartige Neubildungen, gutartige Neubildung sonstiger und nicht näher bezeichneter endokriner Drüsen, Nebenniere*
D44.1	*Neubildungen unsicheren oder unbekannten Verhaltens, Neubildung unsicheren oder unbekannten Verhaltens der endokrinen Drüsen, Nebenniere*
E26.0	*Krankheiten sonstiger endokriner Drüsen, Hyperaldosteronismus, primärer Hyperaldosteronismus*
E27.-	*Krankheiten sonstiger endokriner Drüsen, sonstige Krankheiten der Nebenniere*
*E35.1**	*Krankheiten sonstiger endokriner Drüsen, Störungen der endokrinen Drüsen bei andernorts klassifizierten Krankheiten, Krankheiten der Nebenniere bei andernorts klassifizierten Krankheiten*
Q89.1	*Sonstige angeborene Fehlbildungen, sonstige angeborene Fehlbildungen, andernorts nicht klassifiziert, angeborene Fehlbildungen der Nebenniere*

Die wohl am meisten verwendeten Diagnosekodierungen, die zu einer Operation führen, sind die ICDs C74, D35.0 und D44.1.

Zur Verschlüsselung der Operationen an der Nebenniere sind folgende Prozedurenkodes im OPS-Katalog vorgesehen:

5-070	*Exploration der (Umgebung der) Nebenniere*
5-071	*Partielle Adrenalektomie*
5-072	*Adrenalektomie*
5-073	*Andere Operationen an der Nebenniere*

Beispiel

Ein Patient wird mit einem Phäochromozytom stationär aufgenommen. Es wird eine Adrenalektomie durchgeführt.

HD	*D35.0*	*gutartige Neubildung der Nebenniere*
OPS	*5-072.03*	*Adrenalektomie, ohne Ovariektomie, laparoskopisch*

Der Bundesschlichtungsausschuss hat sich am 21.07.2020 in der KDE 149 mit folgender Frage befasst: Bei Tumorverdacht erfolgte eine endosonographisch gesteuerte, transgastrale Punktion der Nebenniere. Welcher OPS-Kode ist für die erbrachte Leistung zu verwenden?

Folgende Entscheidung wurde getroffen: Eine endosonographisch gesteuerte transgastrale diagnostische Punktion der Nebenniere ist mit den folgenden Kodes

1-631.-	Diagnostische Ösophagogastroskopie (zutreffender Kode ist auszuwählen)
1-408.0 ⇆	Endosonographische Biopsie an endokrinen Organen, Nebenniere
3-05a	Endosonographie des Retroperitonealraumes

zu kodieren.

Shuntoperationen

Häufige chirurgische Eingriffe bei niereninsuffizienten Patienten sind solche zum Anlegen eines Dialyse-Shunts. Hierzu hat der Bundesschlichtungsausschuss im Jahr 2020 eine Entscheidung getroffen, welche die strittige KDE 466 der SEG 4 betrifft:

Wird ein Patient mit dialysepflichtiger Nierenkrankheit ausschließlich zur Thrombektomie bei Thrombose eines AV-Shunts (Shunt aus körpereigenem Material) elektiv aufgenommen, so ist für die Thrombose des AV-Shunts der Kode

T82.8 *Sonstige näher bezeichnete Komplikationen durch Prothesen, Implantate oder Transplantate im Herzen und in den Gefäßen*

als Hauptdiagnose zu kodieren. Der MD hatte hier einen Kode für Thrombose oder Embolie aus dem Kapitel I gefordert, dem hat der Bundesschlichtungsausschuss widersprochen, da der Kode T82.8 spezifischer ist.

14 Hernien

Die häufigsten Hernien lassen sich mit folgenden Kodes aus dem ICD-10 GM verschlüsseln:

K40.-	*Hernia inguinalis*
K41.-	*Hernia femoralis*
K42.-	*Hernia umbilicalis*
K43.-	*Hernia ventralis*
K44.-	*Hernia diaphragmatica*
K45.-	*Hernien, sonstige abdominale Hernien*
K46.-	*Hernien, nicht näher bezeichnete abdominale Hernie*
Q40.1	*Sonstige angeborene Fehlbildungen des oberen Verdauungstraktes, angeborene Hiatushernie*
Q79.0	*Angeborene Fehlbildungen des Muskel-Skelett-Systems, andernorts nicht klassifiziert, angeborene Zwerchfellhernie*

Die wohl am meisten verwendete Diagnosekodierung, die zu einer Operation führt, sind die ICDs K40.- und K43.-.

Zur Verschlüsselung der Operationen von Hernien sind folgende Prozedurenkodes im OPS-Katalog vorgesehen:

5-53	**Verschluss abdominaler Hernien**
5-530.-	*Verschluss einer Hernia inguinalis*
5-531.-	*Verschluss einer Hernia femoralis*
5-534.-	*Verschluss einer Hernia umbilicalis*
5-535.-	*Verschluss einer Hernia epigastrica*
5-536.-	*Verschluss einer Narbenhernie*
5-537.-	*Verschluss kongenitaler Bauchwanddefekte (Omphalocele, Laparoschisis)*
5-538.-	*Verschluss einer Hernia diaphragmatica*
5-539.-	*Verschluss anderer abdominaler Hernien*

Im Laufe der Jahre hat das BfArM zahlreiche Operationsmethoden der Hernienchirurgie im Katalog abgebildet. Darunter gibt es Kodes für direkt definierte Eingriffe (z. B. Operation nach Ferguson-Grob), die Beschreibung von Zugangswegen, die Verwendung von alloplastischem oder allogenem Material, die Unterscheidung zwischen Rezidiv und Primäreingriff, die Verlagerung und Entfernung von Organen u. a. Leider ist das Schlüsselverzeichnis historisch gewachsen und daher nicht komplett logisch aufgebaut. Immer wieder werden Aktualisierungen vorgenommen, so für 2021 das Hinzufügen der horizontalen Defektbreite bei Narbenhernien mit Unterscheidung zwischen weniger als 10 cm und mindestens 10 cm. Eine horizontale Defektbreite von 10 cm oder mehr ist dabei ab 2022 nicht mehr durch CT oder MRT zu dokumentieren, dieser Hinweis wurde gestrichen. Zusätzlich wurden weitere Operationsverfahren bei den Narbenhernien eingeführt (5-536.4).

2026 wurde die Operation der Zwerchfellhernien komplett überarbeitet. Hierbei wurden einerseits einige Klarstellungen in den Hinweisen aufgenommen, andererseits der Zugang und die Reposition eines Thoraxmagens aus den Kodes ausgegliedert und in eine 6. Stelle verlagert, wie das auch in anderen Kapiteln üblich ist. Unter Thoraxmagen ist dabei die paraösophageale Verlagerung von Magenanteilen oder des gesamten Magens (Upside-down-Magen, Magenvolvulus) zu verstehen, nicht jedoch eine axiale Gleithernie.

In vielen Kodes ist die Adhäsiolyse an Zwerchfell, Leber, Magen, Ösophagus oder Hiatus oesophageus inkludiert.

Eine durchgeführte Gastropexie ist gesondert zu kodieren (5-448.2 ff.).

Besonderheit bei der Kodierung des OPS 5-530.-:
Der Verschluss eines offenen Processus vaginalis peritonei und einer kongenitalen Hydrocele testis sind im Kode mit enthalten.

Unter Rezidiv ist hier ein Wiederauftreten nach operativem Hernienverschluss zu verstehen, nicht jedoch eine erneute Hernierung nach konservativer Reposition.

Bei der Versorgung von Leistenhernien gilt zu überlegen, ob der Patient tatsächlich stationär behandelt werden muss oder ob eine ambulante Operation ausreichend ist (AOP-Leistung). Seit 2024 sind Hernieneingriffe auch als Hybrid-DRG abzurechnen, dann mit der Möglichkeit einer Übernachtung (Details siehe Kapitel 20). Sollte der Patient stationär operiert werden, so muss der medizinische Grund hierzu im Entlassbrief dokumentiert sein und über das MBEG-Verfahren spätestens mit der DRG-Rechnung an die Krankenkasse übermittelt werden. Idealerweise lässt sich die Notwendigkeit der stationären Durchführung sogar anhand eines Diagnosen- oder Prozedurenkodes erfassen und so von der Krankenkasse direkt erkennen. Ansonsten kommt es regelhaft zu Streitigkeiten mit dem MD wegen der Frage einer primären Fehlbelegung.

Besonderheit bei der Kodierung des OPS 5-530.3-, OPS 5-530.7- OPS 5-531.3-, OPS 5-531.7-,OPS 5-534.3-, OPS 5-535.3-, OPS 5-536.4- OPS 5-537.4-, OPS 5-538.4-, OPS 5-538.9- und OPS 5-539.3-:
Die Art des verwendeten Materials für Gewebeersatz oder Gewebeverstärkung ist zusätzlich zu kodieren (5-932.-).

Besonderheit bei der Kodierung des OPS 5-531.-:
Unter Rezidiv ist hier ein Wiederauftreten nach operativem Hernienverschluss zu verstehen, nicht jedoch eine erneute Hernierung nach konservativer Reposition.

Besonderheit bei der Kodierung des OPS 5-534.-:
Eine durchgeführte Darmresektion ist gesondert zu kodieren (Dünndarm 5-454.-, Dickdarm 5-455.-). Von einer Darmresektion spricht man ab etwa 5 cm entferntem Darm.

Besonderheit bei der Kodierung des OPS 5-536.-:
Ein Rezidiv nach Verschluss einer Bauchdeckenhernie und eine sekundäre Bauchwandplastik bei kongenitalen Bauchwanddefekten sind im Kode mit enthalten. Mit einem Kode aus diesem Bereich ist nur der Verschluss abdominaler Narbenhernien zu kodieren.

Besonderheit bei der Kodierung des OPS 5-537.-:
Die Reposition vorgefallener Abdominalorgane ist im Kode mit enthalten. Bei gleichzeitiger Korrektur mehrerer kongenitaler Bauchwand- und Brustwanddefekte sind die einzelnen Eingriffe gesondert zu kodieren.

Besonderheit bei der Kodierung des OPS 5-538.-:
Der Verschluss eines kongenitalen Zwerchfelldefektes ist im Kode mit enthalten. Unter Rezidiv ist hier ein Wiederauftreten nach operativem Hernienverschluss zu verstehen, nicht jedoch eine erneute Hernierung nach konservativer Reposition.

Beispiel
Ein Patient wird mit einer Narbenhernie stationär aufgenommen. Es wird ein Hernienrepair durchgeführt.

HD	*K43.2*	*Narbenhernie ohne Einklemmung und ohne Gangrän*
OPS	*5-536.41*	*Verschluss einer Narbenhernie, laparoskopisch transperitoneal*
	5-983	*Reoperation*
	5-932.42	*nicht resorbierbares Material, ohne Beschichtung, 50 cm² bis unter 100 cm²*

Einige Eingriffe wurden 2024 in den neu geschaffenen Hybrid-DRG-Katalog aufgenommen, 2025 und 2026 v.a. Mehrfach- und Rezidiveingriffe, aber zwischen dem vollstationären und Hybrid-DRG-Katalog verschoben.

Weitere Hinweise dazu siehe Kapitel 20.

15 Bauchwand, Peritoneum und Retroperitoneum

Die häufigsten Erkrankungen an der Bauchwand, am Peritoneum und Retroperitoneum lassen sich mit folgenden Kodes aus dem ICD-10 GM verschlüsseln:

C45.1 *Bösartige Neubildungen des mesothelialen Gewebes und des Weichteilgewebes, Mesotheliom des Peritoneums*

C46.1 *Bösartige Neubildungen des mesothelialen Gewebes und des Weichteilgewebes, Kaposi-Sarkom des Weichteilgewebes*

C48.- *Bösartige Neubildungen des mesothelialen Gewebes und des Weichteilgewebes, bösartige Neubildung des Retroperitoneums und des Peritoneums*

C49.4 *Bösartige Neubildungen des mesothelialen Gewebes und des Weichteilgewebes, bösartige Neubildung sonstigen Bindegewebes und anderer Weichteilgewebe, Bindegewebe und andere Weichteilgewebe des Abdomens*

C76.2 *Bösartige Neubildungen ungenau bezeichneter, sekundärer und nicht näher bezeichneter Lokalisationen, bösartige Neubildung sonstiger und ungenau bezeichneter Lokalisationen, Abdomen*

C78.6 *Sekundäre bösartige Neubildung des Retroperitoneums und des Peritoneums*
Peritonealkarzinose
Peritonealmetastase

D17.7 *Gutartige Neubildung des Fettgewebes an sonstigen Lokalisationen*

D19.1 *Gutartige Neubildungen des mesotheilalen Gewebes, mesotheiliales Gewebe des Peritoneums*

D20.- *Gutartige Neubildung des Weichteilgewebes des Retroperitoneums und des Peritoneums*

D48.3 *Neubildung unsicheren oder unbekannten Verhaltens an sonstigen und nicht näher bezeichneten Lokalisationen, Retroperitoneum*

D48.4 *Neubildung unsicheren oder unbekannten Verhaltens an sonstigen und nicht näher bezeichneten Lokalisationen, Peritoneum*

K65.- *Krankheiten des Peritoneums, Peritonitis*

K66.- *Krankheiten des Peritoneums, sonstige Krankheiten des Peritoneums*

*K67.-** *Krankheiten des Peritoneums, Krankheiten des Peritoneums bei andernorts klassifizierten Infektionskrankheiten*

N73.6 *Entzündliche Krankheiten der weiblichen Beckenorgane, sonstige entzündliche Krankheiten im weiblichen Becken, Peritoneale Adhäsionen im weiblichen Becken*

N99.4 *Sonstige Krankheiten des Urogenitalsystems, Krankheiten des Urogenitalsystems nach medizinischen Maßnahmen, andernorts nicht klassifiziert, peritoneale Adhäsionen im Becken nach medizinischen Maßnahmen*

Q79.2 *Angeborene Fehlbildungen und Deformitäten des Muskel-Skelett-Systems, Exomphalus*

Q79.3 *Angeborene Fehlbildungen und Deformitäten des Muskel-Skelett-Systems, Gastroschisis*

Die wohl am meisten verwendeten Diagnosen, die zu einer Operation führen, sind die ICDs C48.-, C78.6 und K66.0.

Zur Verschlüsselung der Operationen an der Bauchwand, am Peritoneum und am Retroperitoneum sind folgende Prozedurenkodes im OPS-Katalog vorgesehen:

5-540.- *Inzision der Bauchwand*

5-541.- *Laparotomie und Eröffnung des Retroperitoneums*

5-542.- *Exzision und Destruktion von erkranktem Gewebe der Bauchwand*

5-543.- *Exzision und Destruktion von peritonealem Gewebe*

5-545.- *Verschluss von Bauchwand und Peritoneum*

5-546.- Plastische Rekonstruktion von Bauchwand und Peritoneum

5-547.- Resektion von Gewebe in der Bauchregion ohne sichere Organzuordnung

5-549.- Andere Bauchoperationen

.2- Implantation eines Katheterverweilsystems in den Bauchraum, subkutan getunnelt

.20 Zur Peritonealdialyse

.21 Zur Aszitesdrainage

.2x Sonstige

.3- Revision eines Katheterverweilsystems im Bauchraum, subkutan getunnelt

.30 Zur Peritonealdialyse

.31 Zur Aszitesdrainage

.3x Sonstige

.4- Entfernung eines Katheterverweilsystems im Bauchraum, subkutan getunnelt

.40 Zur Peritonealdialyse

.41 Zur Aszitesdrainage

.4x Sonstige

.d- Wechsel eines Katheterverweilsystems im Bauchraum, subkutan getunnelt

.d0 Zur Peritonealdialyse

.d1 Zur Aszitesdrainage

.dx Sonstige

5-590.2- Andere Operationen an den Harnorganen, Drainage, retroperitoneal

5-590.5- Andere Operationen an den Harnorganen, Exzision von retroperitonealem Gewebe

5-590.8- Andere Operationen an den Harnorganen, Resektion von Gewebe ohne sichere Organzuordnung

5-657.6- Adhäsiolyse an Ovar und Tuba uterina ohne mikrochirurgische Versorgung, am Peritoneum des weiblichen Beckens

5-657.6 Adhäsiolyse an Ovar und Tuba uterina mit mikrochirurgischer Versorgung, am Peritoneum des weiblichen Beckens

Besonderheit bei der Kodierung des OPS 5-541.1:
Mit diesem Kode ist nur die Laparotomie mit Drainage z. B. bei Abszess zu kodieren. Die Laparotomie als Zugang ist unter dem jeweiligen Organeingriff zu kodieren (in der Regel mit der 6. Stelle).

Besonderheit bei der Kodierung des OPS 5-543.40 und des OPS 5-543.41:
Mit dem OPS 5-543.40 ist die parietale Peritonektomie von ein bis zwei Quadranten oder dem kleinen Becken zu kodieren. Mit dem OPS 5-543.41 ist die parietale Peritonektomie von mindestens drei Quadranten oder dem kleinen Becken und zwei Quadranten zu kodieren. Im OP-Bericht sollte dementsprechend die genaue Anzahl der Quadranten beschrieben sein.

Besonderheit bei der Kodierung des OPS 5-546.2-:
Die Rekonstruktion bei Rektusdiastase und der Verschluss einer Fistel sind im Kode mit enthalten. Die Art des verwendeten Materials für Gewebeersatz oder Gewebeverstärkung ist zusätzlich zu kodieren (5-932.-).

Besonderheit bei der Kodierung des OPS 5-547.-:
Das „Debulking" von Tumorgewebe ist im Kode mit enthalten. Ausnahme: Das „Debulking" von retroperitonealem Tumorgewebe ist nicht in diesem Kode enthalten und muss mit dem OPS 5-590.8 kodiert werden.

Besonderheit bei der Kodierung des OPS 5-549.5:
Mit diesem Kode ist nur die Laparoskopie mit Drainage z. B. bei Abszess zu kodieren. Die Laparoskopie als Zugang ist unter dem jeweiligen Organeingriff zu kodieren (in der Regel mit der 6. Stelle).

Besonderheit bei der Kodierung des OPS 5-590-:
2022 erfolgt die Einführung neuer Kodes für die Inzision und Exzision von retroperitonealem Gewebe durch Umsteigen laparoskopisch auf offen chirurgisch.

Besonderheit bei der Kodierung des OPS 5-590.2-:
Die Drainage eines Psoasabszesses ist im Kode mit enthalten.

Besonderheit bei der Kodierung des OPS 5-590.8-:
Das „Debulking" von retroperitonealem Gewebe ist in diesem Kode mit enthalten.

Therapeutische Drainage des Retroperinonealraumes
Der Bundesschlichtungsausschuss befasste sich 2020 mit der Frage, welche Anforderungen an die Kodierung einer Drainage im Bauch- oder Retroperitonealraum anzulegen sind. Der MD hatte hierzu in der KDE 596 sehr viele Voraussetzungen gefordert.

Der Bundesschlichtungsausschuss hat hierzu festgelegt: „Bei einer therapeutischen Peritonealdrainage (OPS

8-148.0 Therapeutische Drainage von anderen Organen und Geweben, Peritonealraum)

wird die aus therapeutischen Zwecken zu entfernende Flüssigkeit mittels eines gelegten Schlauchsystems über einen bestimmten Zeitraum abgelassen (z. B. mittels Schwerkraft, Sog- oder Kapillarwirkung). Das Legen der Peritonealdrainage erfolgt durch den Arzt. Das Ablassen der Flüssigkeit erfordert in der Regel keine ärztliche Anwesenheit und erfolgt im Rahmen der allgemeinen fachlichen Beobachtung im Krankenhaus durch das Pflegepersonal."

Beispiel
Ein Patient wird mit einer Mesotheliom des Peritoneums stationär aufgenommen. Es wird eine Peritonektomie durchgeführt.

HD C45.1 Mesotheliom des Peritoneums
OPS 5-543.41 parietale Peritonektomie, (sub-)total

---

16 Weichteiltumore

Bei den Sarkomen besteht eine gewisse Unklarheit, was den korrekten Diagnosekode angeht. Bis auf Sarkome der Leber und der Mamma sind die Weichteiltumore nicht explizit bei den Lokalisationen aufgeführt. Daher kann es zu Schwierigkeiten kommen, ob beispielsweise ein GIST-Tumor des Magens mit einem Kode aus C16.- Bösartige Neubildung des Magens oder eher histologisch mit dem Kode C49.4 BNB Bindegewebe und andere Weichteile des Abdomens zu verschlüsseln ist. Um die Frage zu beantworten, muss man sich die Hierarchie der ICD-10-Kodes im Kapitel der Malignome vergegenwärtigen. Dort gibt es eine „biologische Ebene", auf der große Gruppen zusammengefasst werden:

C00-C75 *BNB an genau bezeichneten Lokalisationen (solide Tumore)*

C76-C80 *Metastasen, BNB ungenau bezeichneter Lokalisation, CUP*

C81-C96 *Lymphome, Multiples Myelom, Leukämien (hämatologische Tumore)*

C97 *BNB an mehreren Lokalisationen gleichzeitig*

Innerhalb dieser biologischen Gruppen erfolgt dann die Einteilung, von wenigen Ausnahmen abgesehen, nach Lokalisation. In einigen Ausnahmefällen wird die Morphologie noch zusätzlich mit angegeben. Ansonsten wird die Morphologie nur durch eigene Schlüsselnummern des ICD-O erfasst. Seit 2016 ist die ICD-O-Klassifikation nicht mehr Bestandteil des ICD-10 GM, sondern als eigenständige Version auf der Homepage des DIMDI als Download erhältlich. Entsprechend wurden alle Verweise auf die Morphologieschlüssel im ICD-10 GM gestrichen.

Die soliden Tumore werden im ICD-10 GM-Katalog primär nach der Lokalisation kodiert, erst in zweiter Linie über die Histologie. Wenn nicht explizit ein Inklusivum oder Exklusivum genannt wird, sind die Sarkome der inneren Organe daher nach ihrer Lokalisation zu kodieren. Das hieße, für den GIST des Magens ein Kode aus C16.- Bösartige Neubildung des Magens zu verwenden. Gleiches gilt für einen Keimzelltumor im Mediastinum oder Pankreaskarzinomgewebe im Ovar (siehe hierzu auch die MD-Empfehlungen Nr. 219 und Nr. 229). Hilfreich wäre es, vergleichbar den Inklusiva bei Leber- oder Mammakarzinomen auch zu den übrigen Entitäten eine Klarstellung im ICD-10 GM zu ergänzen.

Folgende Ausnahmen von der Lokalisationsregel bestehen für Sarkome im ICD-10 GM:

C22.3	*Angiosarkom der Leber*
C22.4	*Sonstige Sarkome der Leber*
C50.-	*Sarkome der Brust*
C45.0	*Mesotheliom Pleura*
C45.1	*Mesotheliom Peritoneum*
C45.2	*Mesotheliom Perikard*
C46.-	*Karposi-Sarkom*
C48.0	*BNB Retroperitoneum*
C48.1	*BNB Mesenterium, Mesokolon, Peritoneum*

Sonderform Desmoid-Tumore:
Desmoide werden auch Aggressive Fibromatosen genannt und gehören zur Gruppe der Weichgewebstumore. Sie werden zu den semimalignen fibrösen Tumoren gezählt und wachsen lokal infiltrierend, aber sie metastasieren nicht. Desmoide wachsen ausgehend von bindegewebigen derben Umhüllungen der Muskeln (Muskelscheiden) oder des Darmes. Am häufigsten befinden sie sich an der Bauchwand, an der Schulter, am Becken, den Extremitäten, im Halsbereich oder am Mesenterium. Desmoide werden bei der Kodierung dem ICD D48.1 zugeordnet (Neubildung unsicheren oder unbekannten Verhaltens an sonstigen und nicht näher bezeichneten Lokalisationen, Bindegewebe und andere Weichteilgewebe.

Beispiel
Ein Patient wird mit einem retroperitonealem Liposarkom stationär aufgenommen. Es wird ein Tumordebulking durchgeführt.

HD	*C48.0*	*bösartige Neubildung des Retroperitoneums*
OPS	*5-590.83*	*Inzision und Exzision von retroperitonealem Gewebe, Resektion von Gewebe ohne sichere Organzuordnung, laparoskopisch*

---

17 Behandlung von Tumoren allgemein

Bei der Kodierung von soliden Tumoren steht die Lokalisation im Vordergrund. Die Histologie ist oft zur Kodierung nicht erforderlich oder steht an 2. Stelle. Die Systematik der Kodes mit der Einteilung in Körperregionen spiegelt die Bedeutung des Ursprungsorts wider.

Folgende Bereiche finden sich im ICD zur Kodierung von Malignomen:

C00–C75	*Primäre bösartige Neubildungen (solide Tumore) an genau bezeichneten Lokalisationen*
C76	*Primäre bösartige Neubildungen (solide Tumore) mit ungenauer Lokalisation*
C77	*Lymphknoten-Metastasen (ICD-10-Terminus: sekundäre Neubildungen)*
C78–C79	*Alle übrigen Metastasierungen*
C80	*Bösartige Neubildung ohne Angabe einer Lokalisation CUP-Syndrom*
C97!	*Primäre bösartige Neubildungen an mehreren Lokalisationen*
D00–D09	*In-situ-Neubildungen*
D10–D36	*Gutartige Neubildungen*
D37–D48	*Neubildungen unsicheren und unbekannten Verhaltens*

Die folgende Liste gibt häufige primäre solide bösartige Tumoren in der Viszeralchirurgie an, für spezielle und seltene Malignome muss der ICD-10-Katalog zu Rate gezogen werden (C00 bis C75).

Sollte ein Karzinom mehrere Teilbereiche überlappen, sind die dafür vorgesehenen Kodes (in der Regel „.8 mehrere Teilbereiche überlappend") zu verwenden.

Hier gilt es, genau zu trennen zwischen Organ überschreitendem Wachstum und Wachstum innerhalb eines Organs über mehrere Bereiche. Für beide Situationen gibt es eigene Kodierregeln (siehe Kapitel oben) und eigene ICD-Kodes.

ICD-10	Bezeichnung	Synonyme
C15	**Ösophagus-Karzinom**	
Hinweis: 2 alternative Subklassifikationen: anatomisch und Drittel		
C15.0	Zervikal	
C15.1	Thorakal	
C15.2	Abdominal	
C15.3	oberes Drittel	
C15.4	mittleres Drittel	
C15.5	unteres Drittel	
C15.8	mehrere Teilbereiche überlappend	
C16	**Magen-Karzinom**	
Hinweis: MALT-Lymphome siehe Lymphome!		
C16.0	Kardia	ösophagogastrischer Übergang
C16.1	Fundus	
C16.2	Corpus	
C16.3	Antrum	
C16.4	Pylorus	
C16.5	kleine Kurvatur, nicht näher bez.	nicht unter C16.1 bis C16.4 einteilbar
C16.6	große Kurvatur, nicht näher bez.	nicht unter C16.0 bis C16.4 einteilbar
C16.8	mehrere Teilbereiche überlappend	
C17	**Dünndarm-Karzinom**	
C17.0	Duodenum	
C17.1	Jejunum	
C17.2	Ileum	
C17.3	Meckel-Divertikel	
C17.8	mehrere Teilbereiche überlappend	

ICD-10	Bezeichnung	Synonyme
C18	**Kolon-Karzinom**	
C18.0	Zaekum	Ileozäkalklappe
C18.1	Appendix	
C18.2	Colon ascendens	
C18.3	rechte Kolonflexur	
C18.4	Colon transversum	
C18.5	linke Kolonflexur	
C18.6	Colon descendens	
C18.7	Sigma	[nicht Rektosigmoid (C19)!]
C18.8	mehrere Teilbereiche überlappend	
C19 Karzinom Übergang Colon-Rectum, Rectum		
C19	Rektosigmoid	Kolon mit Rektum Übergang Sigma zu Rectum
C20	Rectum-Karzinom	
C22	**Leber-Karzinom**	
C22.0	Leberzell-Karzinom	Hepatozelluläres Karzinom (HCC)
C22.1	Intrahepatisches Cholangio-Ca	Intrahepatisches Gallengangs-Ca
C22.2	Hepatoblastom	
C22.3	Angio-Sarkom	Kupffer-Zell-Sarkom
C22.4	Sonstige Leber-Sarkome	
C22.7	Sonstige Leber-Karzinome	
C23	**Gallenblasen-Karzinom**	
C24	**Gallengangs-Karzinom**	
Hinweis: nur extrahepatisch, intrahepatisch C22.1!		
C24.0	Extrahepatischer Gallengang	
C24.1	Ampulla Vateri	
C24.8	Mehrere Teilbereiche überlappend	

ICD-10	Bezeichnung	Synonyme
C25	**Pankreas-Karzinom**	
C25.0	Pankreaskopf	
C25.1	Pankreaskörper	
C25.2	Pankreasschwanz	
C25.3	Ductus pancreaticus	
C25.4	Endokriner Teil Langerhans-Inseln	
C25.7	Sonstige Teile Pankreashals	
C25.8	Mehrere Teilbereiche überlappend	
C45–49	**Weichteil-Tumore**	
Hinweis: hier werden alle bösartigen Weichteil-Tumore nach Lokalisation kodiert: Sarkome, Rhabdomyosarkome, Maligne fibröse Histiozytome, Angiosarkome usw. (Ausnahmen: Leber, Mamma)		
C45.0	Pleuramesotheliom	
C45.1	Mesotheliom des Peritoneums	
C45.2	Mesotheliom des Perikards	
C46	**[Kaposi-Sarkom, zahlreiche Kodes]**	
C48	**Peritoneum und Retroperitoneum**	
C48.0	Retroperitoneum	
C48.1	Peritoneum näher bez.	
C48.8	mehrere Teilbereiche überlappend	
C49	**Sonstige Bindegewebe und andere Weichteilgewebe**	
C49.4	Abdomen	
C49.5	Becken	
C49.6	Rumpf, nicht näher bez.	
C49.8	mehrere Teilbereiche überlappend	

ICD-10	Bezeichnung	Synonyme
C64–68	**[Harnorgane]**	
C64	Nieren-Karzinom	Nierenzellkarzinom, Hypernephrom, Nephroblastom, Nierensarkom usw.
C65	**Nierenbecken-Karzinom**	
C66	Ureter-Karzinom	
C67.0	Harnblase Trigonum vesicae	
C67.1	Harnblase Apex vesicae	
C67.2	Harnblase Laterale Wand	
C67.3	Harnblase Vordere Wand	
C67.4	Harnblase Hintere Wand	
C67.5	Harnblasenhals	
C67.6	Harnblase Ostium ureteris	
C67.8	mehrere Teilbereiche überlappend	
C73–75	**Karzinome endokrine Drüsen**	
C74.0	NNR	
C74.1	NNM	
D44.8	MEN	(zusätzlich zu den Neoplasien kodieren)
C75.0	Nebenschilddrüse	
C75.1	Hypophyse	

18 Sonstige Kodierregeln

18.1 Adhäsionen

Die häufigsten Adhäsionen lassen sich mit folgenden Kodes aus dem ICD-10 GM verschlüsseln:

K56.5 *Sonstige Krankheiten des Darmes, paralytischer Ileus und intestinale Obstruktion ohne Hernie, intestinale Adhäsionen [Briden] mit Obstruktion*

K66.0- *Krankheiten des Peritoneums, sonstige Krankheiten des Peritoneums, peritoneale Adhäsionen*

N73.6 *Entzündliche Krankheiten der weiblichen Beckenorgane, sonstige entzündliche Krankheiten im weiblichen Becken, Peritoneale Adhäsionen im weiblichen Becken*

N99.4 *Sonstige Krankheiten des Urogenitalsystems, Krankheiten des Urogenitalsystems nach medizinischen Maßnahmen, andernorts nicht klassifiziert, peritoneale Adhäsionen im Becken nach medizinischen Maßnahmen*

Die wohl am meisten verwendete Diagnosekodierung, die zu einer Operation führt, sind die ICDs K66.0 und K56.5.

Zur Verschlüsselung der Operationen von Adhäsionen sind folgende Prozedurenkodes im OPS-Katalog vorgesehen:

5-469.1- *Andere Operationen am Darm, Bridenlösung*

5-469.2- *Andere Operationen am Darm, Adhäsiolyse*

5-657.6- *Adhäsiolyse an Ovar und Tuba uterina ohne mikrochirurgische Versorgung, am Peritoneum des weiblichen Beckens*

5-657.6 *Adhäsiolyse an Ovar und Tuba uterina mit mikrochirurgischer Versorgung, am Peritoneum des weiblichen Beckens*

Seromuköse Übernähungen akzidenteller Darmläsionen sind im Kode enthalten. Eine Naht bei akzidenteller Eröffnung des Darmlumens ist allerdings mit dem OPS 5-467.0- (Andere Rekonstruktion des Darmes, Naht (nach Verletzung)) gesondert zu kodieren. Mit dieser Klarstellung im OPS-Katalog sollte es nicht mehr zu Differenzen bei der Auslegung der Kodierung des OPS 5-467.0- mit dem MD kommen.

Gleichzeitig zur Adhäsiolyse darf der OPS 5-541.2 (Laparotomie und Eröffnung des Retroperitoneums, Relaparatomie) nicht kodiert werden (Exklusivum im OPS 5-541.2).

Adhäsionen [1102a]:

Die Lösung von abdominalen Adhäsionen kann eine aufwändige „Hauptprozedur" oder eine im Rahmen einer anderen Prozedur mit durchgeführte Begleitprozedur („Nebenprozedur") sein. Auch wenn Adhäsionen im Verlauf einer anderen Bauchoperation gelöst werden, kann der Vorgang im Einzelfall relevanten Aufwand verursachen. Dann sind ein Diagnosekode (z. B. K66.0 Peritoneale Adhäsionen) für die Adhäsion und ein Prozedurenkode aus

5-469.1- *Bridenlösung oder*
5-469.2- *Adhäsiolyse*

für die Lösung der Adhäsionen anzugeben.

Entscheidung des Schlichtungsausschusses zur Adhäsiolyse, veröffentlicht am 27.04.2022:

Der Bundesschlichtungsausschuss wurde 2022 angerufen, die Kodierung der Adhäsiolyse und damit die DKR 1102 genauer zu definieren, da es immer wieder Streitigkeiten gibt, wann eine Adhäsiolyse zusätzlich zu einem Eingriff zu kodieren ist und wann sie Bestandteil des üblichen Vorgehens und damit nicht kodierbar ist. Der SAB hat dazu jedoch an die Fachgesellschaften verwiesen, da eine Abgrenzung und Objektivierbarkeit sehr komplex sind, hat jedoch einige wenige Hinweise gegeben.

Die DKR 1102 ist anzuwenden. Ein „relevanter Aufwand" liegt beispielsweise vor, wenn:

- das Fortschreiten einer Operation oder die eigentlich geplante Operation durch eine notwendig werdende Adhäsiolyse deutlich behindert oder verzögert wird oder
- außerhalb der Präparation des geplanten Operationsfeldes eine eigenständige aufwendige Adhäsiolyse vorgenommen wird.

Eine Adhäsiolyse, die durch einfaches Lösen mittels Schere (wenige Scherenschläge) erfolgt, stellt keinen relevanten Aufwand dar.

Parallel hat das InEK die Adhäsiolyse auch ökonomisch analysiert. Auslöser war ein Hinweis im Vorschlagsverfahren, dass die Kodierung einer Adhäsiolyse im Rahmen der Herniotomie (G21) streitbefangen sei.

Als Ergebnis führen nun bestimmte Hauptdiagnosen bei komplexer Adhäsiolyse aufgrund geringerer Kosten nicht mehr in die DRG G21A, u.a.:

- Hernia inguinalis und bestimmte andere Hernien
- Bestimmte Diagnosen für Gastritis, Appendizitis und Divertikulitis/Divertikulose
- Obstipation
- Analfistel, Analprolaps
- Bauch- und Beckenschmerzen

Die betroffenen Fälle wurden im Sinne einer Abwertung überwiegend in die DRGs

- G21B Andere Eingriffe an Darm und Enterostoma [...] und
- G07C Appendektomie bei Peritonitis mit äußerst schweren oder schweren CC oder kleine Eingriffe an Dünn- und Dickdarm [...]

verschoben.

18.2 Gastrointestinale Blutung [1105d]

Wenn ein Patient zur Abklärung einer gastrointestinalen (GI) Blutung aufgenommen wird und bei der Endoskopie ein Ulkus, Erosionen oder Varizen gefunden werden, wird die gefundene Erkrankung „mit einer Blutung" kodiert; ein akutes Ulcus ventriculi mit Blutung ist zum Beispiel mit

K25.0 *Akutes Ulcus ventriculi mit Blutung*

zu kodieren.

Wenn die Blutung im Kode nicht enthalten ist, werden 2 Schlüsselnummern kombiniert, die Erkrankung und die Blutung. Im Falle einer Refluxösophagitis mit Blutung ist dann z. B.

K21.0 *Gastroösophageale Refluxkrankheit mit Ösophagitis und*

K22.81 *Ösophagusblutung*

zu kodieren.

Man kann davon ausgehen, dass die Blutung der Läsion, die im Endoskopiebericht angegeben wird, zugeordnet werden kann, auch wenn die Blutung weder während der Untersuchung noch während des Krankenhausaufenthaltes auftritt.

Nicht alle Kategorien, die zur Verschlüsselung von gastrointestinalen Läsionen zur Verfügung stehen, stellen einen Kode mit der Modifikation „mit einer Blutung" zur Verfügung. In solchen Fällen wird für die Blutung ein zusätzlicher Kode aus

K92.- *Sonstige Krankheiten des Verdauungssystems*

angegeben.

Wenn bei einer „peranalen Blutung" die aktuelle Blutungsquelle nicht bestimmt werden kann oder keine entsprechende Untersuchung durchgeführt wurde, ist

K92.2 *Gastrointestinale Blutung, nicht näher bezeichnet*

zu kodieren. Ein Kode aus

K62.5- *Hämorrhagie des Anus und des Rektums*

ist in diesem Fall nicht zuzuweisen.

Wird ein Patient hingegen wegen Meläna (Teerstuhl) oder okkultem Blut im Stuhl untersucht, ist nicht ohne weiteres davon auszugehen, dass eine endoskopisch gefundene Läsion auch die Ursache der Meläna oder des okkulten Blutes im Stuhl ist. Wenn keine kausale Verbindung zwischen Symptom und dem Ergebnis der Untersuchung besteht, sind zunächst das Symptom und danach das Untersuchungsergebnis anzugeben.

Diagnosenkodes bei gastrointestinalen Blutungen

Es gibt eine Reihe von Kodes aus dem Bereich des Gastrointestinaltraktes, die Blutungen beschreiben (siehe anschließende Tabellen).

Bezeichnung	Kode
Hämatemesis	K92.0
Mallory-Weiss-Syndrom	K22.6
Ösophagus- und Magenvarizen bei andernorts klassifizierten Krankheiten, mit Blutung	I98.3*
Ösophagusblutung o. n. A.	K22.81
Akute hämorrhagische erosive Gastritis	K29.0
Angiodysplasie / Angiektasie des Magens und des Duodenums mit Blutung	K31.82
Angiodysplasie des Kolons mit Blutung	K55.22
Divertikulose des Dickdarms ohne Perforation oder Abszess, mit Blutung	K57.31
Divertikulitis des Dickdarms ohne Perforation oder Abszess, mit Blutung	K57.33
Hämorrhoiden, blutend	K64.-
Ulcus ventriculi	K25.-
Ulcus duodeni	K26.-
Ulcus pepticum, Lokalisation n. n. b	K27.-
Ulcus pepticum jejuni (incl. Anastomosen-, gastrokolisch u. a.)	K28.-

Bezeichnung	Kode
Hämorrhagie des Anus	K62.50
Hämorrhagie des Rektums	K62.51
Anorektale Hämorrhagie, Lokalisation nicht näher bezeichnet	K62.59
Gastrointestinale Blutung, nicht näher bezeichnet	K92.2

Weitere Kombinationen von Divertikulose und Divertikulitis mit Perforation, Abszess, und Blutung siehe Kodegruppe K57.-

Die 4. Stelle ist bei K25.- bis K28.- wie folgend zu kodieren:

Bezeichnung	4. Stelle
Akut, mit Blutung	.0
Akut, mit Perforation	.1
Akut, mit Blutung und Perforation	.2
Akut, ohne Blutung oder Perforation	.3
Chronisch oder n. n. b., mit Blutung	.4
Chronisch oder n. n. b., mit Perforation	.5
Chronisch oder n. n. b., mit Blutung und Perforation	.6
Chronisch oder n. n. b., ohne Blutung oder Perforation	.7

Da in der Regel den Ösophagus- und Magenvarizen eine andere Krankheit zugrunde liegt, sollte der Kode I98.3* (und nicht I85.0) benutzt werden.

Patienten mit der Anamnese einer vor kurzem stattgefundenen gastrointestinalen Blutung werden manchmal zur Endoskopie aufgenommen, um die Blutungsquelle festzustellen, zeigen aber während der Untersuchung keine Blutung. Wird aufgrund der Vorgeschichte oder anderer Anhaltspunkte eine klinische Diagnose gestellt, schließt die Tatsache, dass während des Krankenhausaufenthaltes keine Blutung auftritt, nicht von vornherein die Eingabe eines Kodes mit der Modifikation „mit einer Blutung" aus, auch nicht die Zuweisung eines Kodes der Kategorie K92.- (Sonstige Krankheiten des Verdauungssystems) in den Fällen, in denen der Grund für die vorher stattgefundene Blutung nicht bestimmt werden konnte. In diesem Fall sollte eine sorgfältige Dokumentation, ggf. unter Zuhilfenahme von externen Untersuchungsbefunden, die anamnestisch erhobene Blutung belegen, diese sollte zeitnah zum aktuellen Krankenhausaufenthalt aufgetreten sein.

Der Bundesschlichtungsausschuss hat sich am 16.12.2020 in der KDE 129 mit folgender Frage befasst: Aufnahme wegen gastrointestinaler Blutung. Bei der Notfall-Gastroskopie Feststellung einer Magenblutung. 4 Konserven werden gekreuzt, aber während des stationären Aufenthaltes nicht gegeben. Laborchemisch Anämie gesichert, Hb-Kontrolle wird durchgeführt. Eine Behandlung der Anämie wird nicht durchgeführt, keine Eisenmedikation. Berechtigt das Kreuzen von Konserven die Kodierung von *D62 Akute Blutungsanämie* als Nebendiagnose? Folgende Entscheidung wurde getroffen: In dem beschriebenen Fall (KDE-129), bei dem der Patient wegen einer vermuteten gastrointestinalen Blutung aufgenommen wird und bei einer Notfall-Gastroskopie eine Magenblutung festgestellt wird, für den Patienten 4 Blutkonserven gekreuzt, laborchemisch eine Anämie gesichert, eine Hb-Kontrolle durchgeführt, aber die Blutkonserven während des stationären Aufenthaltes nicht gegeben werden und auch sonst keine Behandlung der Anämie, z. B. keine Eisenmedikation erfolgt, kann u. a. der Kode D62 *Akute Blutungsanämie* als Nebendiagnose kodiert werden. Das Bereitstellen und Kreuzen der Konserven reicht also als Aufwand im Sinne der Nebendiagnosenregel für die Kodierung der Anämie.

Beispiel

Ein Patient wird mit unklaren gastrointestinalen Blutungen aufgenommen. Bei der Gastroskopie findet sich als Ursache der Blutung ein akutes Ulcus duodeni, welches jedoch zum Zeitpunkt der Untersuchung keine Blutungszeichen mehr aufweist.

HD	*K26.0*	*Ulcus duodeni, akut, mit Blutung*
OPS	*1-632.**	*Diagnostische ÖGD*

18.3 Stomaanlage und -rückverlagerung

Es gibt nur wenige Diagnosekodes, die speziell Stomata betreffen:

K43.3 *Krankheiten des Verdauungssystems, Hernien, Hernia ventralis, parastomale Hernie mit Einklemmung, ohne Gangrän*

K43.4 *Krankheiten des Verdauungssystems, Hernien, Hernia ventralis, parastomale Hernie mit Gangrän*

K43.5 *Krankheiten des Verdauungssystems, Hernien, Hernia ventralis, parastomale Hernie ohne Einklemmung und ohne Gangrän*

K91.4 *Sonstige Krankheiten des Verdauungssystems, Krankheiten des Verdauungssystems nach medizinischen Maßnahmen, andernorts nicht klassifiziert, Funktionsstörung nach Kolostomie oder Enterostomie*

Z43.2 *Personen, die das Gesundheitswesen zum Zwecke spezifischer Maßnahmen und zur medizinischen Betreuung in Anspruch nehmen, Versorgung eines Ileostomas*

Z43.3 *Personen, die das Gesundheitswesen zum Zwecke spezifischer Maßnahmen und zur medizinischen Betreuung in Anspruch nehmen, Versorgung eines Kolostomas*

Die Anlage eines Stomas kann vielfältige Ursachen haben. In den meisten Fällen wird ein Stoma als protektive Maßnahme während eines anderen Eingriffes passager angelegt.

Zur Verschlüsselung der Operationen eines Enterostoma sind folgende Prozedurenkodes im OPS-Katalog vorgesehen:

5-460.- *Anlegen eines Enterostomas, doppelläufig, als selbständiger Eingriff*

5-461.- *Anlegen eines Enterostomas, endständig, als selbständiger Eingriff*

5-462.- *Anlegen eines Enterostomas, (als protektive Maßnahme) im Rahmen eines anderen Eingriffes*

5-463.- *Anlegen anderer Enterostoma*

5-464. Revision und andere Eingriffe an einem Enterostoma
5-465. Rückverlagerung eines doppelläufigen Enterostomas
5-466.- Wiederherstellung der Kontinuität des Darmes bei endständigem Enterostoma

Wird ein Stoma wieder zurückverlagert und dabei ein Stück Darm reseziert, müssen der Grund für die Resektion (z. B. Kalibersprung, Gangrän) und die genaue Resektionslänge (Angabe in Zentimeter) im OP-Bericht angegeben werden. Eine Mitresektion einer Manschette aus operationstechnischen Gründen ist im Kode enthalten. Eine über die Mitresektion hinausgehende Resektion eines Segmentes mit seiner radiären mesenterialen Gefäßversorgung ist gesondert zu kodieren (5-454.-, 5-455.-). Folgt man der Logik des Hinweises den OPS 5-482.9-, 5-482.a oder 5-482.b-, so kann man davon ausgehen, dass die Resektionslänge von 4 cm auch hier zur Unterscheidung dient, ob es sich nur um eine Manschettenresektion (Länge < 4 cm) oder bereits um eine Segmentresektion (Länge > 4 cm) handelt. Daher sollte die Resektionslänge zwingend im OP-Bericht aufgelistet sein. Dieses Thema ist mit dem MD äußerst streitbefangen. Das Krankenhaus ist in der Beweispflicht, dass die Resektion nicht nur zum so genannten „Anfrischen der Ränder" diente, sondern ein krankhafter Zustand vorlag. Konsens mit dem MD ist, dass bei Erwachsenen bei einer Resektionslänge unter 5 cm vom Anfrischen der zu anastomosierenden Darmenden ausgegangen wird.

Beispiel

Ein Patient wird zur Ileostomarückverlagerung, das bei einer früheren Operation wegen eines Rektumkarzinoms angelegt wurde, stationär aufgenommen. Es wird eine Stomarückverlagerung durchgeführt.

HD C20 bösartige Neubildung des Rektums
ND Z43.2 Versorgung eines Ileostomas
OPS 5-466.1 Wiederherstellung der Kontinuität des Darmes bei endständigen Enterostomas, Ileostoma

18.4 Biopsien

Bei Biopsien wird primär nach dem Kriterium „mit und ohne Inzision“ unterschieden. Biopsien ohne Inzision finden sich in den OPS-Klassen 1-40 bis 1-49, die mit Inzision in den Klassen 1-50 bis 1-58. Eine Biopsie mit Inzision macht es erforderlich, dass das Biopsiegebiet freigelegt wird. Endoskopische Biopsien werden unter den Kodes „ohne Inzision“ zusammengefasst (siehe hierzu Inklusivum unter 1-40...1-49 Biopsie ohne Inzision). Bei endoskopischen Biopsien muss die Endoskopie selbst zusätzlich kodiert werden (Kode aus 1-61 bis 1-69). Bei endoskopischen Biopsien am Verdauungstrakt wird nur ein OPS-Kode für die Entnahme der Biopsien pro Sitzung verschlüsselt. Erfolgen mehr als 5 Biopsien bei einer Endoskopie am Verdauungstrakt, wird der entsprechende Kode für Stufenbiopsien verwendet.

Insbesondere bei Biopsien durch Inzisionen im Bereich des Abdomen (z. B. Leber, Peritoneum) gibt es immer wieder Diskussionen mit dem MD, ob die Explorative Laparotomie mit dem OPS 5-541.0 zusätzlich verschlüsselt werden kann. Hierbei ist zu berücksichtigen, aus welchem Grunde das Abdomen eröffnet wurde. Falls grundsätzlich eine viszeralchirurgische Organresektion geplant war, aber man sich auf Grund des intraoperativen Situs gegen eine Resektion entscheidet und nur zur Sicherung der makroskopischen Diagnose eine Biopsie entnommen wird, dann kann dieser Eingriff im Sinne einer Explorativen Laparotomie abgeschlossen werden und der OPS 5-541.0 darf kodiert werden. Wenn das Abdomen aber nur zum Zwecke einer Biopsie eröffnet wurde, dann darf auch nur die Biopsie verschlüsselt werden.

Beispiel

Ein Patient wird mit dem Verdacht auf Lebermetastasen stationär aufgenommen. Es wird eine Biopsie durchgeführt.

HD	*C78.7*	*sekundäre bösartige Neubildung der Leber*
ND	*C20*	*bösartige Neubildung des Rektums*
OPS	*1-551.0*	*Biopsie an der Leber durch Inzision, durch Exzision*

18.5 Wund- und Infektionsmanagement

Ein Wundmanagement ist eine strukturierte, interdisziplinäre Versorgung von Wunden. Es umfasst die Wundanamnese, Wundinspektion, Wundbehandlung, Schmerztherapie und Wunddokumentation. Zur Dokumentation haben sich mittlerweile Wundbögen und eine Fotodokumentation etabliert.

Eine strukturelle Erfassung von relevanten Kriterien, die den aktuellen Zustand einer Wunde und des angrenzenden Gewebes unter klinischen Gesichtspunkten angemessen beschreibt, ist mit der DRG-relevanten Dokumentation nur sehr eingeschränkt möglich. Wundgröße/-fläche, Umgebung, Wundphase (z.B. Exsudationsphase) oder Geruch lassen sich nicht kodieren. Aber anhand dieser Beschreibungen lässt sich jedoch oftmals die stationäre Verweildauer begründen, so dass die genaue Dokumentation trotzdem erforderlich ist.

Das Auftreten von resistenten und multiresistenten Erregern gehört zu den am meisten gefürchteten Komplikationen im Krankenhaus. Ein konsequent durchgeführtes Hygienemanagement erhöht die Patientensicherheit. Ziel ist es daher, die Übertragung und Weiterverbreitung von Erregern bereits im Vorfeld durch geeignete und konsequent eingesetzte Maßnahmen zu verhindern, eingetretene Infektionen sofort zu erkennen und eine weitere Ausbreitung zu verhindern.

Die häufigsten Wundheilungsstörungen und Infektionen lassen sich mit folgenden Kodes aus dem ICD-10 GM verschlüsseln:

A04.7-	*Infektiöse Darmkrankheiten, sonstige bakterielle Darminfektionen, Enterokolitis durch Clostridium difficile*
A08.0	*Infektiöse Darmkrankheiten, virusbedingte und sonstige näher bezeichnete Darminfektionen, Enteritis durch Rotaviren*
A08.1	*Infektiöse Darmkrankheiten, virusbedingte und sonstige näher bezeichnete Darminfektionen, akute Gastroenteritis durch Noroviren*

A46	*Sonstige bakterielle Krankheiten, Erysipel [Wundrose]*
B37.-	*Mykosen, Kandidosen*
B95.-!	*Bakterien, Viren und sonstige Infektionserreger als Ursache von Krankheiten, die in anderen Kapiteln klassifiziert sind, Streptokokken und Staphylokokken als Ursache von Krankheiten, die in anderen Kapiteln klassifiziert sind*
B96.-!	*Bakterien, Viren und sonstige Infektionserreger als Ursache von Krankheiten, die in anderen Kapiteln klassifiziert sind, sonstige näher bezeichnete Bakterien als Ursache von Krankheiten, die in anderen Kapiteln klassifiziert sind*
K60.3	*Sonstige Krankheiten des Darmes, Fissur und Fistel der Anal- und Rektalregion, Analfistel*
K60.4	*Sonstige Krankheiten des Darmes, Fissur und Fistel der Anal- und Rektalregion, Rektalfistel*
K61.-	*Sonstige Krankheiten des Darmes, Abszess in der Anal- und Rektalregion*
K63.0	*Sonstige Krankheiten des Darmes, sonstige Krankheiten des Darmes, Darmabszess*
K63.2	*Sonstige Krankheiten des Darmes, sonstige Krankheiten des Darmes, Darmfistel*
K65.0	*Krankheiten des Peritoneums, akute Peritonitis*
K75.0	*Krankheiten der Leber, sonstige entzündliche Leberkrankheiten, Leberabszess*
K83.3	*Krankheiten der Gallenblase, der Gallenwege und des Pankreas, Fistel des Gallenganges*
K86.8	*Krankheiten der Gallenblase, der Gallenwege und des Pankreas, sonstige Krankheiten des Pankreas, sonstige näher bezeichnete Krankheiten des Pankreas*
K91.8-	*Sonstige Krankheiten des Verdauungssystems, sonstige Krankheiten des Verdauungssystems nach medizinischen Maßnahmen, andernorts nicht klassifiziert*
L02.1	*Infektionen der Haut und Unterhaut, Hautabszess, Furunkel und Karbunkel, Hautabszess, Furunkel und Karbunkel am Hals*

L02.2 *Infektionen der Haut und Unterhaut, Hautabszess, Furunkel und Karbunkel, Hautabszess, Furunkel und Karbunkel am Rumpf*

L02.3 *Infektionen der Haut und Unterhaut, Hautabszess, Furunkel und Karbunkel, Hautabszess, Furunkel und Karbunkel am Gesäß*

L03.3 *Infektionen der Haut und Unterhaut, Phlegmone, Phlegmone am Rumpf*

N73.3 *Entzündliche Krankheiten der weiblichen Beckenorgane, akute Pelveoperitonitis bei der Frau*

T81.3 *Komplikationen bei chirurgischen Eingriffen und medizinischer Behandlung, andernorts nicht klassifiziert, Komplikationen bei Eingriffen, andernorts nicht klassifiziert, Aufreißen einer Operationswunde, andernorts nicht klassifiziert*

T81.4 *Komplikationen bei chirurgischen Eingriffen und medizinischer Behandlung, andernorts nicht klassifiziert, Komplikationen bei Eingriffen, andernorts nicht klassifiziert, Infektion nach einem Eingriff, andernorts nicht klassifiziert*

T81.8 *Komplikationen bei chirurgischen Eingriffen und medizinischer Behandlung, andernorts nicht klassifiziert, Komplikationen bei Eingriffen, andernorts nicht klassifiziert sonstige Komplikationen bei Eingriffen, andernorts nicht klassifiziert*

T85.7- *Komplikationen durch sonstige interne Prothesen, Implantate oder Transplantate, Infektion und entzündliche Reaktion durch sonstige Prothesen, Implantate oder Transplantate, Ort der Infektion*

Z11 *Personen, die das Gesundheitswesen zur Untersuchung und Abklärung in Anspruch nehmen, spezielle Verfahren zur Untersuchung auf infektiöse und parasitäre Krankheiten*

Z22.3 *Personen mit potentiellen Gesundheitsrisiken hinsichtlich übertragbarer Krankheiten, Keimträger von Infektionskrankheiten, Keimträger anderer näher bezeichneter bakterieller Krankheiten*

Z29.0 *Personen mit potentiellen Gesundheitsrisiken hinsichtlich übertragbarer Krankheiten, Notwendigkeit von anderen prophylaktischen Maßnahmen*

U80.-! *Infektionserreger mit Resistenzen gegen bestimmte Antibiotika oder Chemotherapeutika, grampositive Erreger mit bestimmten Antibiotikaresistenzen, die besondere therapeutische oder hygienische Maßnahmen erfordern*

U81.-! *Infektionserreger mit Resistenzen gegen bestimmte Antibiotika oder Chemotherapeutika, gramnegative Erreger mit bestimmten Antibiotikaresistenzen, die besondere therapeutische oder hygienische Maßnahmen erfordern*

U83! *Infektionserreger mit Resistenzen gegen bestimmte Antibiotika oder Chemotherapeutika, Candida mit Resistenz gegen Fluconazol und Voriconazol*

Zur Verschlüsselung von Operationen/interventionellen Verfahren von Wundheilungsstörungen bzw. Infektionen sind folgende Prozedurenkodes im OPS-Katalog vorgesehen:

5-060.- *Operationen an Schilddrüse und Nebenschilddrüse, Inzision im Gebiet der Schilddrüse*

5-066.- *Operationen an Schilddrüse und Nebenschilddrüse, partielle Nebenschilddrüsenresektion*

5-422.- *Operationen am Ösophagus, lokale Exzision von erkranktem Gewebe des Ösophagus*

5-433.- *Inzision, Exzision und Resektion am Magen, lokale Exzision und Destruktion von erkranktem Gewebe des Magens*

5-451.- *Inzision, Exzision, Resektion und Anastomose an Dünn- und Dickdarm, lokale Exzision und Destruktion von erkranktem Gewebe des Dünndarmes*

5-452.- *Inzision, Exzision, Resektion und Anastomose an Dünn- und Dickdarm, lokale Exzision und Destruktion von erkranktem Gewebe des Dickdarmes*

5-501.0 *Operationen an der Leber, lokale Exzision und Destruktion von erkranktem Gewebe der Leber (atypische Leberresektion), Exzision, lokal*

5-515.- Operationen an Gallenblase und Gallenwegen, Exzision und Resektion von erkranktem Gewebe der Gallengänge

5-519.3 Operationen an Gallenblase und Gallenwegen, andere Operationen an Gallenblase und Gallengängen, Revision einer Gallengangsanastomose

5-521.- Operationen am Pankreas, lokale Exzision von erkranktem Gewebe des Pankreas

5-540.1 Andere Operationen in der Bauchregion, Inzision der Bauchwand, extraperitoneale Drainage

5-541.- Andere Operationen in der Bauchregion, Laparotomie und Eröffnung des Retroperitoneums

5-542.0 Andere Operationen in der Bauchregion, Exzision und Destruktion von erkranktem Gewebe der Bauchwand, Exzision

5-543.4- Andere Operationen in der Bauchregion, Exzision und Destruktion von peritonealem Gewebe, parietale Peritonektomie

5-545.- Andere Operationen in der Bauchregion, Verschluss von Bauchwand und Peritoneum

5-546.2 Andere Operationen in der Bauchregion, plastische Rekonstruktion von Bauchwand und Peritoneum, plastische Rekonstruktion der Bauchwand

5-547.- Andere Operationen in der Bauchregion, Resektion von Gewebe in der Bauchregion ohne sichere Organzuordnung

5-549.8- Andere Operationen in der Bauchregion, andere Bauchoperationen, Entfernung von alloplastischem Material für Gewebeersatz oder Gewebeverstärkung

5-590.2- Andere Operationen an den Harnorganen, Drainage, retroperitoneal

5-590.5- Andere Operationen an den Harnorganen, Exzision von retroperitonealem Gewebe

5-590.8- Andere Operationen an den Harnorganen, Resektion von Gewebe ohne sichere Organzuordnung

5-892.- *Operationen an Haut und Unterhaut, andere Inzision an Haut und Unterhaut*

5-895.- *Operationen an Haut und Unterhaut, radikale und ausgedehnte Exzision von erkranktem Gewebe an Haut und Unterhaut*

5-896.- *Operationen an Haut und Unterhaut, chirurgische Wundtoilette [Wunddebridement] mit Entfernung von erkranktem Gewebe an Haut und Unterhaut*

5-901.1- *Operative Wiederherstellung von Haut und Unterhaut, einfache Wiederherstellung der Oberflächenkontinuität an Haut und Unterhaut, Sekundärnaht*

5-913.- *Andere Operationen an Haut und Unterhaut, Entfernung oberflächlicher Hautschichten*

5-916.a- *Andere Operationen an Haut und Unterhaut, temporäre Weichteildeckung, Anlage oder Wechsel eines Systems zur Vakuumtherapie*

8-146.- *Andere Formen von therapeutischer Katheterisierung und Kanüleneinlage, therapeutische Drainage von Organen des Bauchraumes*

8-148.- *Andere Formen von therapeutischer Katheterisierung und Kanüleneinlage, therapeutische Drainage von anderen Organen und Geweben*

8-176.- *Spülung (Lavage), therapeutische Spülung des Bauchraumes bei liegender Drainage und temporärem Bauchdeckenverschluss*

8-177.- *Spülung (Lavage), therapeutische Spülung des Retroperitonealraumes bei liegender Drainage und temporärem Bauchdeckenverschluss*

8-190.- *Verbände und Entfernung von erkranktem Gewebe an Haut und Unterhaut, spezielle Verbandstechniken*

8-192.- *Verbände und Entfernung von erkranktem Gewebe an Haut und Unterhaut, Entfernung von erkranktem Gewebe an Haut und Unterhaut ohne Anästhesie (im Rahmen eines Verbandswechsels) bei Vorliegen einer Wunde*

8-987.- Komplexbehandlung, Komplexbehandlung bei Besiedlung oder Infektion mit multiresistenten Erregern [MRE]

8-98g.- Komplexbehandlung, Komplexbehandlung bei Besiedlung oder Infektion mit nicht multiresistenten isolationspflichtigen Erregern

Besonderheit bei der Kodierung des OPS 5-892.-:

Eine Hämatomausräumung, Abszessspaltung oder Abszessausräumung sind im Kode mit enthalten.

Besonderheit bei der Kodierung eines Debridements:

Dieser Kode beinhaltet auch die Entfernung eines Systems zur Vakuumtherapie mit gleichzeitigem Wunddebridement. Ein chirurgisches oder ultraschallbasiertes Debridement ist die operative Entfernung von geschädigtem, infiziertem, minderdurchblutetem oder nekrotischem Gewebe bis in vitales Gewebe (z. B. mit scharfem Löffel oder Skalpell). Eine mechanische Reinigung z. B. mittels einer Kompresse ist kein chirurgisches Wunddebridement im Sinne diesen Kodes. Wird im Rahmen einer Wundheilungsstörung die Bauchdecke debridiert, darf ein schichtübergreifendes Debridement nicht kodiert werden; ein Kode für ein schichtübergreifendes Debridement gibt es nur für die Bewegungsorgane. Die Anwendung des Kodes setzt eine Allgemein- oder Regionalanästhesie oder eine lokale Infiltrationsanästhesie voraus (Ausnahme: Es liegt eine neurologisch bedingte Analgesie vor.). Bei alleiniger Oberflächenanästhesie ist ein Kode aus dem Bereich 8-192.- zu verwenden. Der Kode darf nicht im Zusammenhang mit einer Hämatomausräumung bzw. Abszessspaltung (5-892.-) oder einer Primärnaht (5-900.0-) verwendet werden (ein Wunddebridement ist hier bereits mit enthalten). Ein kleinflächiges Wunddebridement liegt bei einer Länge bis 4 cm oder einer Fläche bis 4 cm^2 vor, ansonsten ist der Kode für großflächiges Wunddebridement zu kodieren. Bei der Behandlung mehrerer kleinflächiger Läsionen an derselben anatomischen Region (z. B. Bauchregion) sind die Flächen zu addieren. Bei Überschreiten einer Gesamt-Fläche von 4 cm^2 ist ein Kode für die großflächige Behandlung zu verwenden.

Kodierung der Vakuumtherapie:
Bei der Vakuumtherapie handelt es sich um ein integriertes System, das durch die Kombination von Unterdruck und Schaumstoffen (sogenannten Vac-Schwämmen) einen positiven Einfluss auf die Perfusion und die Wundheilung hat. Zur Kodierung der Vakuumtherapie muss die Anlage, der Wechsel und die Dauer kodiert werden. Der OPS 5-916.a- wird für die Anlage oder Wechsel des Vakuumsystems unter operativen Bedingungen kodiert (Ausnahme: es liegt eine neurologisch bedingte Analgesie vor oder es erfolgt eine endoösophageale oder endorektale Anwendung der Vakuumtherapie). Die Dauer der Vakuumtherapie und die Anlage, der Wechsel oder die Entfernung ohne operative Bedingungen werden mit den OPS 8-190.2-, 8-190.3- oder 8-190.4- nur einmalig während des stationären Aufenthaltes kodiert. Bei wiederholter Anwendung von Vakuumtherapien gleicher Technik an denselben oder ggf. auch an unterschiedlichen Lokalisationen sind die Zeiten zu addieren und nach der Dauer zu kodieren. Kommen Vakuumtherapien unterschiedlicher Technik zur Anwendung, ist jede Technik gesondert nach der Dauer zu kodieren (z. B. ein Kode aus 8-190.2ff und ein Kode aus 8-190.3ff). Es dürfen nur die Tage berechnet werden, in denen der Patient stationär behandelt wurde.

Gewebe/Organ	Debridement-Kode	Vac-Therapie-Kode
Haut	5-913.- 5-895.- 5-896.-	5-916.a0
Abdomen	5-541.3 5-541.4 5-543.4- 5-547.-	5-916.a3 5-916.a5
Retroperitoneum	5-541.5- 5-590.5- 5-590.8-	5-916.ax
Ösophagus		5-916.a6
Rektum		5-916.a4

Besonderheit bei der Kodierung von Infektionen:
Neben der Kodierung der Lokalisation der Infektion sollte, sofern bekannt, der Erreger mit einem Zusatzkode aus den Kapiteln B95 bis B98 und eine vorhandene Resistenz mit einem Zusatzkode aus den Kapiteln U80, U81 oder U83 verschlüsselt werden.

Der Schlichtungsausschuss auf Bundesebene hat am 19.08.2020 zur KDE-77 folgendes entschieden:
Einmalig auftretendes postoperatives Fieber (kontrolliert oder behandelt) ohne Infektion und ohne anatomisches Korrelat (z. B. Resorptionsfieber) ist mit dem Kode R50.9 Fieber, nicht näher bezeichnet zu kodieren. Der Kode T81.4 Infektion nach einem Eingriff, anderenorts nicht klassifiziert kann nicht kodiert werden, wenn keine Infektion vorliegt.

Beispiel
Ein Patient wird mit einem postoperativen Wundinfekt stationär aufgenommen. Es wird eine Vakuumtherapie durchgeführt.

HD	*T81.4 Infektion nach einem Eingriff, andernorts nicht klassifiziert*
ND	*B95.6! Staphylococcus aureus als Ursache von Krankheiten, die in anderen Kapiteln klassifiziert sind*
ND	*U80.00! Staphylococcus aureus mit Resistenz gegen Oxacillin oder Methicillin [MRSA]*
ND	*Z11 spezielle Verfahren zur Untersuchung auf infektiöse und parasitäre Krankheiten*
ND	*Z22.3 Keimträger anderer näher bezeichneter bakterieller Krankheiten*
ND	*Z29.0 Isolierung als prophylaktische Maßnahme*
OPS	*5-896.1b chirurgische Wundtoilette [Wunddebridement] mit Entfernung von erkranktem Gewebe an Haut und Unterhaut, großflächig*
	5-916.a0 Anlage oder Wechsel eines Systems zur Vakuumtherapie, an Haut und Unterhaut
	8-190.22 kontinuierliche Sogbehandlung mit Pumpensystem bei einer Vakuumtherapie, 15 bis 21 Tage

8-987.13 Komplexbehandlung bei Besiedlung oder Infektion mit multiresistenten Erregern [MRE], Komplexbehandlung nicht auf spezieller Isoliereinheit, mindestens 21 Behandlungstage

Kodierung von Keimbesiedlung ohne Infektion

Durch eine Entscheidung des Bundesschlichtungsausschusses im Sommer 2022 können die Zusatzkodes unter B95!, B96! und B98! auch mit nicht infektiologischen Kodes verknüpft werden, um eine Aufwand verursachende Besiedlung chronischer Wunden (z.B. von Dekubitalulzera) zu verschlüsseln (siehe DKR D012v). Dies ist auch in chirurgischen Fällen relevant, bei denen eine reizlose, nicht infizierte Wunde gesäubert und debridiert wird.

Hier gab es aufgrund sehr formalistischer Sichtweise des MD bisher eine Kodierlücke: zwar konnten Infektionen der Haut und offener Wunden mit einem Zusatzkode aus B95! Folgende verknüpft werden. Dies wurde vom MD jedoch für Nicht-Infektionskodes abgelehnt, da in der Überschrift des Kapitels auf Infektionen verwiesen wird. Dies verhinderte auch eine alternative Kodierung mit Z22.3 (Keimträgerschaft).

Um die massenhafte Kodierung physiologischer Keimbesiedlungen ohne Aufwand einzudämmen, hat der SAB eine Risikoadjustierung gefordert, z.B. durch Anwendung eines Risikoscores wie dem W.A.R.-Score, sowie einen entsprechenden Aufwand der Behandlung und ein Antibiogramm:

„Im Falle einer chronischen offenen Wunde ohne klare Zeichen einer Infektion kann eine nachgewiesene pathologische Besiedlung (nachgewiesen durch ein anerkanntes Scoring-Instrument zum Infektionsrisiko) mit Bakterien über die Kombination eines geeigneten Kodes für die Wunde (z.B. L89.- Dekubitalgeschwür und Druckzone) und der Kodes B95.-!, B96.-!, B98.-! kodiert werden, falls eine diesbezüglich resistenzgerechte Arzneimitteltherapie erfolgt. In diesem Fall ist der Terminus „als Ursache von Krankheiten" zu den Kodes B95.-!, B96.-! und B98.-! sowohl als primärursächliche Kausalität als auch im Sinne einer sekundär aggravierenden bzw. krankheitsunterhaltenden Ursache zu werten."

W.A.R. Score

Der W.A.R.-Score („wound-at-risk") stellt eine Anleitung zur Definition des Infektionsrisikos von Wunden und der Notwendigkeit einer antimikrobiellen Behandlung dar und ist einfach zu dokumentieren:

Nach dem W.A.R. Score werden mit Blick auf den Hintergrund des Patienten Risikopunkte aus drei verschiedenen Kategorien vergeben, welche anschließend addiert werden:

1 Risikopunkt	• Vorbelastungen wie immunsuppressive Erkrankungen oder hämatologische Systemerkrankungen • sehr hohes oder sehr geringes Lebensalter • Wundgröße über 10 cm2 • problematische hygienische Bedingung während der Wundheilung
2 Risikopunkte	• stark verschmutzte Wunden • Biss-, Stich- oder Schusswunden zwischen 1,5 und 3,5 cm Tiefe • schwere Immundefekte (z.B. durch HIV-Infektion)
3 Risikopunkte	• Biss-, Stich- oder Schusswunden mit mehr als 3,5 cm Tiefe • Wunden mit direkter Verbindung zu Organen • großflächige Verbrennungen

Erhält die Wunde insgesamt 3 oder mehr Risikopunkte, ist die Verwendung von antimikrobiellen Produkten angemessen. Damit besteht Aufwand und auch die Möglichkeit, entsprechend die Wunde plus einen Kode für den Keim auch ohne Infektion zu verschlüsseln.

18.5.1 Sepsis

Definition der Sepsis

Hinw.: Wichtige Vorbemerkung!

Die Kodierung der Sepsis wurde in den letzten Jahren vollständig überarbeitet und der neuen Definition der Sepsis-3-Kriterien angepasst. Die Kodierung von SIRS hat aber weiterhin CCL- und Erlösrelevanz, auch wenn in den letzten Jahren wiederholt eine Abwertung in der CCL-Matrix erfolgte, auch wieder deutlich für 2024 und 2025. Auf der Homepage der Deutschen Sepsisgesellschaft wird seit 2020 SIRS nicht mehr als Bestandteil der Sepsis-Kodierung betrachtet: „Die Angleichung an die WHO-Fassung [der Sepsis-Definition] trägt dem Umstand Rechnung, dass die R65.0! und R65.1! für eine Unterscheidung unterschiedlich schwerer Fälle der Sepsis [...] nicht mehr zweckdienlich sind. Damit werden die Kodes unter R65.-! von den originären Sepsiskodes (z. B. A40.-, A41.- etc.) entkoppelt. Das Inklusivum „Schwere Sepsis", welches sich aktuell in der WHO-Fassung findet, wurde in der ICD-10-GM 2020 bewusst gestrichen, da die neuen Kriterien nicht mehr nach „schwer" bzw. „nicht schwer" unterscheiden und für jede „Sepsis" nun eine oder mehrere „Organkomplikation(en)" gefordert werden. [...] Die SIRS-Kriterien können erfasst und anhand der Kodes R65.0! bzw. R65.1! weiter dokumentiert werden, sind jedoch nicht mehr die conditio sine qua non für die Kodierung einer Sepsis." (https://www.sepsis-gesellschaft.de/sepsisdefinition-und-kodierung/). Somit bestand die Situation, dass SIRS für die Kodierung der Sepsis nicht mehr galt, trotzdem weiterhin eine hohe Erlösrelevanz in entsprechenden DRGs besitzt. Diese Situation wurde 2022 gelöst, indem die SIRS-Kodes ohne Komplikation nicht mehr mit Sepsiskodes verknüpft werden dürfen (siehe neue Regelung in DKR 0103x). Für 2024 erfolgte die endgültige Trennung von Sepsis und SIRS, indem die Kodierregeln geteilt und die Sepsisregel neu formuliert wurde. Das InEK wird die ökonomische Bewertung dieser Änderung im System abbilden, was zu einer Aufwertung „echter" Sepsisfälle zulasten eher formal definierter Sepsisfälle bei deutlichem Rückgang von Sepsiskodierungen führen dürfte.

Im März 2016 wurde von einer internationalen Task Force im Auftrag der beiden führenden Fachgesellschaften Society of Care

Medicine und European Society of Intensive Care Medicine die Definition von Sepsis überarbeitet. Im Zentrum steht jetzt der SOFA-Score, der das Organversagen in den Mittelpunkt rückt. Die SIRS-Kriterien zu der systematischen Entzündungsreaktion des Körpers wurden gestrichen.

Die erste internationale Sepsis-Definition mit den SIRS-Kriterien (s. u.) wurde 1912 veröffentlicht. Sie basiert auf dem gleichzeitigen Vorliegen einer vermuteten oder bestätigten Infektion und zumindest zwei von vier Kriterien für ein „Systemic Inflammatory Response Syndrome" (SIRS). Die Kriterien waren zwar sehr sensitiv, aber nicht sehr spezifisch, weshalb die Definition 2001 um klinische Symptome und Laborparameter ergänzt wurde.

Die alte Definition unterschied zwischen schwerer Sepsis (bei Vorliegen von Organversagen) und einem septischen Schock (beim Abfall des Blutdrucks). Neue Erkenntnisse zur Pathophysiologie machten aus Sicht der beiden Fachgesellschaften eine neue Definition erforderlich, die als „Sepsis 3" bezeichnet wird.

Definition der Sepsis

Die Sepsis wird jetzt als „lebensbedrohliche Organdysfunktion, hervorgerufen durch eine inadäquate Wirtsantwort auf eine Infektion", definiert. Die wichtigste prinzipielle Veränderung ist der Verzicht auf die SIRS-Kriterien. Die SIRS-Kriterien sind laut Task Force zu unspezifisch und von geringem klinischem Nutzen. Die SIRS-Kriterien seien auch bei einfachen nicht-komplizierten Infektionen erfüllt, fehlten andererseits bei bis zu 15 % schwerer Sepsisverläufe. Dies deckt sich mit der Beobachtung des InEK, dass es 1-Tagesfälle mit Sepsis gibt, was darauf hinweist, dass die alte ICD-Klassifikation der Sepsis mit den vorhandenen Kodiermöglichkeiten nicht trennscharf genug war. Anstatt der SIRS-Kriterien ist nun für eine Sepsis bei Erwachsenen zwingend das Vorhandensein einer Organdysfunktion erforderlich, gemessen am Anstieg des SOFA-Scores um mindestens 2 Punkte.

SOFA Score

Es werden in einem Score-System namens Sequential Organ Failure Assessment (SOFA) jeweils bis zu 4 Punkte für die Funktionseinschränkung der folgenden Organsysteme vergeben:

1. Atmung (Horovitz-Quotient, PaO_2/FiO_2)
2. Gerinnung (Thrombozytenzahl)
3. Leber (Bilirubinwert)
4. Herzkreislauf (Blutdruck bzw. Katecholaminbedarf)
5. Gehirn (Glasgow Coma Scale)
6. Niere (Kreatininwert bzw. Urinmenge)

			Punkte			
Organ	**Parameter**	**Einheit**	**1**	**2**	**3**	**4**
Lunge	PaO_2 / FiO_2	mmHg	< 400	< 300	< 200 mit Beatmung	< 100 mit Beatmung
Niere	Kreatinin oder Ausfuhrmenge	mg/dL	1,2-1,9	2,0-3,4	3,5-4,9	≥ 5,0
		ml/Tag	-	-	< 500	< 200
Leber	Bilirubin	mg/dL	1,2-1,9	2,0-5,9	6,0-11,9	≥ 12.0
Herz / Kreislauf	Blutdruck und Katecholamine	mmHg	MAP < 70	Katechol. **niedrig** *	Katechol. **mittel** *	Katechol. **hoch** *
Blut	Thrombozyten	$1000/mm^3$	< 150	< 100	< 50	< 20
ZNS	Glasgow Coma Scale	Punkte	14-13	12-10	9-6	< 6

* Katecholamindosis

niedrig = Dopamin ≤5 oder Dubutamin (jede Dosis) für mind. 1 Stunde
mittel = Dopamin > 5 oder Adrenalin / Noradrenalin ≤0,1 mg/kg*min
hoch = Dopamin > 15 oder Adrenalin / Noradrenalin >0,1 mg/kg*min

Berechnung des SOFA-Scores

Zur Ermittlung des SOFA-Scores werden die Punkte für die verschiedenen Organsysteme addiert. Die Bewertungspunkte reichen jeweils von 0 bis 4 (siehe Tabelle). Der schlechteste Parameterwert jedes einzelnen Tages wird jeweils in die Wertung eingebracht. Das Nicht-Vorliegen eines Parameters geht mit 0 Punkten in die Berechnung ein. Wenn ein Patient also mit intakter Nierenfunktion aufgenommen wird und im Rahmen einer Sepsis diese auch unverändert bestehen bleibt, zählt dieser Parameter mit 0 Punkten im Score, sowohl als Ausgangs- als auch als Verlaufswert.

Organdysfunktionen, die offensichtlich nicht durch die Sepsis verursacht sind, dürfen nicht als Kriterium für die Diagnose einer sepsisassoziierten Organdysfunktion verwendet werden. Dies ist ein wichtiger Punkt, da hier Streit mit dem MD entstehen könnte. Daher sind Ausgangswerte vor „Beginn" einer Sepsis auch gut zu dokumentieren.

Beispiel:
Eine Patientin wird wegen einer akuten Leukämie behandelt und hat aufgrund der Leukämie und der Chemotherapie bereits Thrombozytenwerte von unter 20/nl. Nun entwickelt sie eine schwere Infektion. Für die Bewertung, ob eine Sepsis vorliegen könnte, dürfen diese Thrombozytenwerte aber nicht verwendet werden, da sie nicht durch die Infektion/Sepsis erniedrigt sind.

Bei Patienten, bei denen vor Eintritt der Sepsis offensichtlich keine Begleiterkrankungen im Sinne einer Organdysfunktion vorliegen, wird von einem Ausgangswert des SOFA-Scores von 0 ausgegangen. Bei vorbekannten Organdysfunktionen sind bei der Berechnung des SOFA-Scores die Punkte für die chronische(n) Grundkrankheit(en) zu berücksichtigen. In diesem Fall wird der Ausgangswert des SOFA-Scores durch die vorbestehende(n) Organdysfunktion(en) definiert und es ist nur der akute Anstieg zum (anzunehmenden) Grundwert zu berücksichtigen.

Beispiel:
Ein Patient hat seit Jahren eine chronische Niereninsuffizienz mit einem Kreatininwert von 1,5 mg/dl (entsprechend SOFA-Score 1 Punkt). Im Rahmen der Sepsisprüfung steigt das Kreatinin auf 3,0 mg/dl (entsprechend SOFA-Score 2 Punkte) an. Gezählt werden darf dann nur die Differenz von einem Punkt Anstieg, da der Patient bei Aufnahme schon einen SOFA-Punkt hatte. Siehe auch Beispiel 1 in DKR 0103x.

Wichtig: die Veränderung des SOFA-Scores gilt auch umgekehrt, also wenn bei klinischer Sepsis mit Komplikationen nach entsprechender Sepsis-Therapie der Score um mindestens 2 Punkte fällt (siehe Beispiel 2 in DKR 0103x). Dies ist wichtig für eine entsprechende Dokumentation, die dann keine fiktiven oder externen Werte als Ausgangsparameter benötigt, sondern die Differenz hoher Ausgangs- zu niedrigeren Endwerten im Sinne eines fallenden SOFA-Scores. In der Regel wird man aber mit steigenden Punkten die Definition der Sepsis nachweisen. Im Extremfall darf man dann sogar von Ausgangswerten von Null ausgehen, wenn keine gegenteiligen Informationen vorhanden sind (Beispiel 3 der DKR 0103x).

Eine Besonderheit stellt der SOFA-Parameter für die Atmung dar. Der hier erhobene Horowitzquotient aus PaO_2 und FiO_2 sollte zwar möglichst aus arteriellem oder kapillärem Blut ermittelt werden, kann bei fehlender invasiver Messung aber auch mittels Konversionstabellen in der DKR 0103x ermittelt werden. Achtung: Für die Berechnung des Horovitz-Index für die Aufwandspunkte der intensivmedizinischen Komplexbehandlung sind die Konversionstabellen aus DKR 0103x nicht anzuwenden.

Bei Patienten ohne arterielle oder kapilläre Blutgasanalyse und somit fehlendem arteriellen Sauerstoffpartialdruck (PaO_2), kann alternativ die periphere Sauerstoffsättigung durch Pulsoximetrie (SpO_2) unter Nutzung der nachfolgenden Konversionstabellen gemäß der Deut-schen Sepsisgesellschaft (www.sepsis-gesellschaft.de/Kodierleitfaden_23_05-002.pdf) verwendet werden:

SO_2 (%)	80	81	82	83	84	85	86	87	88	89
Kalkulierter PaO_2 (mmHG)	44	45	46	47	49	50	52	53	55	57

SO_2 (%)	90	91	92	93	94	95	96	97	98	99
Kalkulierter PaO_2 (mmHG)	60	62	65	69	73	79	86	96	112	145

Entsprechend kann bei nicht beatmeten Patienten die inspiratorische Sauerstofffraktion (FiO_2) nicht bestimmt werden. Zur Abschätzung der FiO_2 gelten dann die geschätzten Werte aus der folgenden Tabelle:

Methode	O_2-Flow (l/min)	Geschätzter FiO_2
Nasensonde, Nasenbrille	1 2 3 4 5 6	0,24 0,28 0,32 0,36 0,40 0,44
Nasopharyngealer Katheter	4 5 6	0,40 0,50 0,60
Gesichtsmaske	5 6–7 7–8	0,40 0,50 0,60
Gesichtsmaske mit Reservoir	6 7 8 9 10	0,60 0,70 0,80 0,90 0,95

Quick SOFA-Score

Zusätzlich wurde ein vereinfachter quick SOFA (qSOFA) mit nur drei Kriterien eingeführt, der helfen soll, auch ohne Labortest die Patienten zu identifizieren, die eine besonders hohe Sterblichkeit im Rahmen einer Sepsis aufweisen. Dabei werden die drei folgenden Kriterien herangezogen:

1. Atemfrequenz ≥ 22/min
2. eingeschränktes Bewusstsein
3. systolischer Blutdruck ≤ 100 mm Hg

Wenn mindestens 2 dieser Kriterien bei einer Infektion zutreffen, leidet der Patient unter einer Sepsis mit einer um das Dreifache erhöhten Sterblichkeit. Bei Vorliegen von 3 Kriterien erhöht sich die Sterblichkeit um das 14-Fache. Für die Kodierung spielt dieser Quick SOFA-Score jedoch keine Rolle! Hier gilt ausschließlich der offizielle SOFA-Score wie oben beschrieben.

Definition Septischer Schock

Ein septischer Schock (R57.2) liegt dann vor, wenn trotz ausreichender Flüssigkeitszufuhr zusätzlich zur Aufrechterhaltung eines Blutdrucks von 65 mm/Hg Vasopressoren eingesetzt werden müssen sowie das Serumlaktat auf über 2 mmol/l (> 18 mg/dl) ansteigt.

[**Anmerkung:** die aktuellen Leitlinien lassen auch eine Lactatbestimmung aus kapillärem Blut zu. Der MD besteht aber sehr formalistisch auf der Serummessung. Ein Vorschlag für die DKR 2027 soll hier Abhilfe schaffen.]

Bisher hatte die Selbstverwaltung auf diese neue Definition der Sepsis nur zögerlich reagiert. Der Umbau des DRG-Systems in Richtung der neuen Sepsiskriterien ist aufwändig, die Folgen in Form von Verschiebungen von Bewertungsrelationen nicht vollständig vorherzusehen. Durch eine Ergänzung in den DKR 0103 für 2022 wurde klargestellt, dass die neuen Sepsis-3-Kriterien auch in der Kodierung gelten. Erst mit der Neufassung der DKR 0103 für 2024 ist die neue Sepsis-Definition vollumfänglich in der Kodierung anzuwenden.

SIRS-Kriterien

Die SIRS-Kodes sind zwar nicht mehr bei Sepsis, aber bei anderen klinischen Konstellationen zu verwenden. Daher wurden sie 2024 in eine eigene DKR 0105 abgespalten, aber unverändert belassen und werden auch in diesem Leitfaden belassen.

SIRS-Kriterien (Definition der ACCP/SCCM, Quelle Homepage der Dt. Sepsis-Gesellschaft, aktuell nicht mehr bei der Sepsis gültig):

- Körpertemperatur ≥ 38 °C oder < 36 °C (invasive oder rektale Messung!)
- Herzfrequenz ≥ 90/min
- Atemfrequenz ≥ 20/min oder pCO_2 ≤ 33 mmHg (4,3 kPa) und/oder maschinelle Beatmung
- Leukozyten ≥ 12/nl oder ≤ 4/nl oder ≥ 10 % unreife Neutrophile

Der ICD-Kode SIRS kann nur bei Patienten ab dem vollendeten 16. Lebensjahr verschlüsselt werden, wenn

- bei SIRS infektiöser Genese ohne Organkomplikationen (R65.0!) mindestens 2 Blutkulturpärchen abgenommen wurden [Achtung: darf nicht mehr mit einem Sepsis-Kode, aber z. B. mit einem Infektionskode verknüpft werden]
  und
  bei positiver Blutkultur mindestens 2 SIRS-Kriterien erfüllt sind
  oder
  bei negativer Blutkultur alle 4 SIRS-Kriterien erfüllt sind.
- bei allen anderen SIRS-Kodes (R65.1! bis R65.9!) mindestens 2 der 4 SIRS-Kriterien erfüllt sind. Dies gilt nicht mehr für die Sepsis.

Kode	Bezeichnung
R65.0!	SIRS infektiöser Genese ohne Organkomplikationen
R65.1!	SIRS infektiöser Genese mit Organkomplikationen
R65.2!	SIRS nichtinfektiöser Genese ohne Organkomplikationen
R65.3!	SIRS nichtinfektiöser Genese mit Organkomplikationen
R65.9!	SIRS nicht näher bezeichnet

Die SIRS-Kriterien sind nur bei Patienten ab dem vollendeten 16. Lebensjahr anwendbar.

Die DIVI und die Deutsche Sepsisgesellschaft hatten die Organkomplikationen bei „schwerer" Sepsis definiert. Obwohl die schwere Sepsis als Begriff in der Kodierung gestrichen wurde, gelten die folgenden Komplikationen weiter für das Vorliegen einer Sepsis nach den neuen Sepsis-3-Kriterien. Eine Sepsis ist demnach per Definition an eine dieser lebensbedrohlichen Organdysfunktionen gekoppelt, darf aber nur bei Anstieg des SOFA-Scores um mindestens 2 Punkte kodiert werden. Die entsprechenden klinischen Manifestationen der folgenden Komplikationen können dann zusätzlich zur Sepsis kodiert werden. Dazu gehören unter anderem:

- **Akute Encephalopathie:** eingeschränkte Vigilanz, Desorientiertheit, Unruhe, Delirium
- **Hypotension, Schock:** systolischer Blutdruck 90 mmHg oder weniger oder mittlerer arterieller Druck 70 mmHg oder weniger für mindestens 1 Stunde trotz adäquater Volumenzufuhr; andere Schockursachen ausgeschlossen oder für wenigstens 2 Stunden systolischer arterieller Blutdruck bei mind. 90 mmHg bzw. mittlerer arterieller Blutdruck 70 mmHg oder weniger oder notwendiger Einsatz von Vasopressoren um den systolischen arteriellen Blutdruck mind. 90 mmHg oder den arteriellen Mitteldruck mind. 70 mmHg zu halten. Die Hypotonie besteht trotzt adäquater Volumenzufuhr und ist nicht durch eine andere Schockform zu erklären.
- Relative oder absolute **Thrombozytopenie:** Abfall der Thrombozyten um mehr als 30 % innerhalb von 24 Stunden oder Thrombozytenzahl 100 000/mm^3 oder weniger. Eine Thrombozytopenie durch akute Blutung oder andere Ursachen (Leukämie, Chemotherapie!) muss ausgeschlossen sein.
- **Arterielle Hpoxämie:** PaO_2 10 kPa oder weniger (75 mmHg oder weniger) unter Raumluft oder ein PaO_2/FiO_2-Verhältnis von 33 kPa oder weniger (250 mmHg oder weniger) unter Sauerstoffapplikation. Eine manifeste Herz- oder Lungenerkrankung muss als Ursache der Hypoxämie ausgeschlossen sein.

- **Renale Dysfunktion:** Diurese von 0,5 ml/kg/h oder weniger für wenigstens 2 Stunden trotz ausreichender Volumensubstitution und / oder ein Anstieg des Serumkreatinins auf mehr als 2 × oberhalb des lokal üblichen Referenzbereiches.
- **Metabolische Azidose:** Base Excess -5 mmol/l oder weniger oder eine Laktatkonzentration über 1,5 × oberhalb des lokal üblichen Referenzbereiches.

Aber auch andere Komplikationen wie weitere Gerinnungsstörungen oder respiratorische Insuffizienz können infolge einer Sepsis auftreten und entsprechend kodiert werden. Für die Kodierung der Organkomplikation(en) können z. B. eine oder mehrere der unten aufgeführten Schlüsselnummern verwendet werden (Auswahl):

- R57.2 Septischer Schock
- N17* Akutes Nierenversagen
- J80.0* Atemnotsyndrom des Erwachsenen (ARDS)
- J96.0* Akutes respiratorisches Versagen
- D65 Disseminierte intravasale Gerinnungsstörung
- E87.2 Azidose
- G93.4 Enzephalopathie, nicht näher bezeichnet
- G94.3* Septische Enzephalopathie
- K72.0 Leberversagen

Die Organdysfunktion bzw. -komplikation kann dabei gemäß den SOFA-Score-Variablen (siehe oben) identifiziert und definiert werden.

Hinw.: Im Alltag bereitete die Abgrenzung der Sepsis von der banalen Bakteriämie bei aplastischen Patienten mit Fieber in der Vergangenheit Probleme. So erfüllte der Patient mit febriler Neutropenie fast automatisch die SIRS-Kriterien, obwohl er sonst klinisch unauffällig sein konnte. Trotzdem handelte es sich klinisch nicht um eine Sepsis. Daher wurden die SIRS-Kriterien 2016 abgeschafft. Nach neuer Sepsis-3-Empfehlung darf bei o. g. Beispiel keine Sepsis mehr kodiert werden, da eine die Sepsis definierende Organkomplikation fehlt (Anstieg des SOFA-Scores).

Kodierung der Sepsis

Ist eine Sepsis diagnostiziert worden, müssen folgende Kodes eingegeben werden:

- Kode für Sepsis (siehe Liste unten)
- Kode(s) für den zeitlichen Bezug der Sepsis zur stationären Krankenhausaufnahme (U69.80!–U69.82!)
- Kode für Infektionen
- Kode für Infektfokus und Erreger und/oder
- Kode für Resistenz des Erregers, falls vorhanden
- Kode für Organkomplikationen, zwingend erforderlich
- Kode(s) für den septischen Schock (R57.2), falls vorliegend, und für den zeitlichen Bezug des septischen Schocks zur stationären Krankenhausaufnahme (U69.83!–U69.85!)
- Kode für Neutropenie, falls vorhanden (immer **nach** dem Sepsis-Kode!) [DKR 0103x, MD 200, MD 223, FoKA A/B-002]

Siehe hierzu MD-Empfehlungen Nr. 200 (Sepsis und Pneumonie) und 223 (Harnwegsinfekt und Sepsis).

Für 2023 wurden etliche Kodes für disseminierte oder generalisierte Infektionserkrankungen durch Viren, Protozoen und Pilze an 5. Stelle differenziert, um zusätzlich spezifische Sepsiskodes zu schaffen. Daher müssen die bisher für Sepsis verwendeten Schlüssel nicht mehr angewandt werden, bleiben aber für nicht septisch, aber disseminiert bzw. generalisiert verlaufende Infektionen bestehen.

Folgende Sepsiskodes stehen zur Verfügung (Auswahl):

Kode	Bezeichnung
A02.1	Salmonellensepsis
A32.7	Listeriensepsis
A39.2	Akute Meningokokkensepsis
A39.3	Chronische Meningokokkensepsis
A40.0	Sepsis durch Streptokokken Gruppe A

Kode	Bezeichnung
A40.1	Sepsis durch Streptokokken Gruppe B
A40.2	Sepsis durch Streptokokken Gruppe D und Enterokokken
A40.3	Sepsis durch Streptococcus pneumoniae (Pneumokokken)
A40.8	Sepsis durch sonstige Streptokokken
A41.0	Sepsis durch Staphylococcus aureus
A41.1	Sepsis durch sonstige näher bez. Staphylokokken
A41.2	Sepsis durch nicht näher bez. Staphylokokken
A41.3	Sepsis durch Haemophilus influenzae
A41.4	Sepsis durch Anaerobier
A41.51	Sepsis durch Escherichia coli
A41.52	Sepsis durch Pseudomonas
A41.58	Sepsis durch sonstige gramnegative Erreger
A41.8	Sonstige näher bez. Sepsis
A41.9	Sepsis, nicht näher bez., Sepsis bei unbekanntem Erreger
R57.2	Septischer Schock
B00.70	Sepsis durch Herpesviren
B34.80	Sepsis durch Viren, anderenorts nicht klassifiziert
B37.7	Candida-Sepsis
B38.70	Sepsis durch Coccidioides
B39.30	Sepsis durch Histoplasma capsulatum
B40.70	Sepsis durch Blastomyces
B41.70	Sepsis durch Paracoccidioides
B42.70	Sepsis durch Sporothrix
B44.70	Aspergillus-Sepsis [nicht mehr disseminierte Aspergillose, generalisierte Aspergillose (B44.78)!]
B45.70	Sepsis durch Cryptococcus
B46.40	Sepsis durch Mucorales

Kode	Bezeichnung
B48.80	Sepsis durch Pilze, anderenorts nicht klassifiziert
B58.90	Sepsis durch Toxoplasmen
B60.80	Sepsis durch Protozoen, anderenorts nicht klassifiziert
T80.2	Sepsis nach Infusion, Transfusion oder Injektion zu therapeutischen Zwecken
T81.4	Sepsis nach medizinischen Maßnahmen
T88.0	Sepsis nach Impfung

Gegebenenfalls ist ein weiterer Kode für den Erreger einzugeben. Sepsis bei Schwangerschaft, Geburt und Neugeborenen hat eigene Kodes. Die Kodierregeln in DKR 0103 zur Sepsis sind seit 2024 unverändert.

Anmerkung: Der irreführende Kode J95.0 für eine „Sepsis des Tracheostomas" wurde 2025 geändert, da er nicht mit den neuen Kodierregeln in Einklang steht, und 2026 um eine 6. Stelle ergänzt. Stattdessen wird nun mit dem Kode J95.01 eine Infektion des Tracheostomas verschlüsselt (weitere Kodes für andere Störungen eines Tracheostomas, z.B. Blutung oder Obstruktion). Sollte aus einer solchen Infektion eine Sepsis entstehen, wären erst dann die hier beschriebenen Kodierregeln anzuwenden.

Die Diagnose Sepsis hat nicht nur einen hohen CCL-Wert, sondern führt als Nebendiagnose in einigen Basis-DRGs (R61, R63, T01, Y02) meist in eine höher bewertete DRG. Als Hauptdiagnose triggert Sepsis in die Basis-DRG T60. Daher sollten die Kodes für Sepsis streng nach gültiger Definition und bei entsprechender Therapie, mindestens auf einer IMC-Station, verwendet werden. Seit 2011 führt eine unspezifische Sepsis mit R65.0, also ohne Organkomplikationen, in eine DRG ohne Sepsis. Dies entspricht bereits der neuen Sepsis-Definition der WHO seit 2017. Dagegen werden schwere Sepsisformen mit Organkomplikationen in Fallpauschalen mit Sepsis und höherem Erlös münden und unterliegen daher einem verstärkten Prüfungsdruck. Insbesondere in hämatologischen DRGs wurden Sepsis-Kodes in den letzten Jahren wiederholt als Splitkriterien massiv abgewertet und sollten bei Sepsis bald keine Bedeutung mehr haben. Für 2025 erfolgte eine erneute deutliche Abwertung aller SIRS-Kodes systemweit, nicht mehr aber der Sepsiskodes.

Für die **schwere Sepsis** gibt es keinen eigenen Kode und keine Definition, die Fallschwere wird zusätzlich über Eingabe der lebensbedrohlichen Organdysfunktionen erfasst und definiert die Sepsis nach neuer Definition per se.

Für den **septischen Schock** gibt es einen spezifischen Kode. Hier erfolgt die Kodierung gemäß o. g. Definition über
R57.2 Septischer Schock

und ggf. weitere Diagnosen für Infektionen, Erreger, Resistenzen, Zeitpunkt des Auftretens, Komplikationen und Prozeduren, z. B. Nierenversagen, Dialyse, Beatmung usw.

Es besteht definitionsgemäß eine **volumenrefraktäre Hypotonie** oder es sind **Katecholamine** zur Aufrechterhaltung des Kreislaufs notwendig. Die Definition der Hypotonie nach der Arbeitsgruppe Sepsis der European Society of Intensive Care Medicine lautet: Systolischer Blutdruck < 90 mmHg oder mittlerer arterieller Blutdruck < 70 mmHg für mind. 2 Stunden bzw. Einsatz von Vasopressoren (Dopamin > 5 µg/kg/min bzw. Noradrenalin, Adrenalin, Phenylephrin oder Vasopressin in jeder Dosierung) erforderlich, um den systolischen Blutdruck > 90 mmHg oder den arteriellen Mitteldruck > 70 mmHg zu halten. Entscheidend ist ab 2024 die Definition der DKR 0103x, die der Definition der Sepsis-3-Konsensuskonferenz entspricht:

Hinw.: Es liegt ein septischer Schock vor, wenn trotz ausreichender Flüssigkeitszufuhr zusätzlich zur Aufrechterhaltung eines Blutdrucks von 65 mm/HG Vasopressoren eingesetzt werden müssen sowie das Serumlaktat auf über 2 mmol/l ansteigt.

Beispiel
Bronchopneumonie ohne septisches Kreislaufversagen, erfüllt aber die SIRS-Kriterien nur nach alter Definition:

J18.0 Bronchopneumonie, nicht näher bezeichnet
R65.0! SIRS infektiöser Genese ohne Organkomplikationen

Sepsis darf hier nicht kodiert werden, da keine Organkomplikation vorliegt!

Bronchopneumonie mit septischer Kreislaufreaktion, ohne Schock oder Organversagen, ausgelöst durch unbekannten Erreger:

J18.0 Bronchopneumonie, nicht näher bezeichnet
A41.9 Sepsis, nicht näher bezeichnet mit

Die septische Kreislaufreaktion ist im Kode A41.9 bereits enthalten (siehe Kommentare zu R57.2) und wird nicht kodiert.

Pneumonie mit septischer Kreislaufreaktion, mit Schock (katecholaminpflichtig), ausgelöst durch Pseudomonas:
J15.1 Pneumonie durch Pseudomonas
A41.52+ Sepsis durch Pseudomonas
R57.2 Septischer Schock

(zusätzlich ggf. OPS Kodes für Intensivtherapie, Kodes für Auftreten der Sepsis in Bezug auf die stationäre Aufnahme). Ggf. Sepsis auch als HD (siehe nächster Abschnitt). SIRS wird nicht mehr kodiert.

18.5.2 Sepsis als Hauptdiagnose

Immer wieder gibt es Diskussionen über die Verwendung der Sepsis als Hauptdiagnose, da in den meisten Fällen ein Patient nicht mit einer manifesten Sepsis aufgenommen wird, sondern sich diese oft während des Aufenthaltes erst entwickelt. Daher hier eine einfache Regel zur Klärung, ob der Sepsiskode die Hauptdiagnose darstellt:

Sepsis ist die Hauptdiagnose, wenn der Patient

a) mit einer Sepsis nach Abrechnungsdefinition aufgenommen wird und diese als HD den höchsten Ressourcenverbrauch darstellt.

b) der Patient mit einer Infektion aufgenommen wird, aus der sich kontinuierlich das Vollbild der Sepsis entwickelt.

Dagegen ist Sepsis nicht die Hauptdiagnose, wenn der Patient bei Aufnahme weder Sepsis- noch Infektionszeichen hatte, sondern sich diese erst im Laufe des Aufenthaltes entwickelt haben. Dann ist die entsprechende Diagnose, die die Veranlassung für die stationäre Behandlung darstellte, die HD, auch wenn diese ggf. einen geringeren Ressourcenverbrauch als die Sepsis hatte.

18.5.3 Zusatzkode für nosokomial erworbene Sepsis

2023 wurde ein neuer Zusatzkode eingeführt, der analog dem Zusatzkode bei Pneumonie für Qualitätssicherungszwecke den Zeitpunkt des Auftretens der Sepsis im Bezig auf die stationäre Aufnahme erfassen soll. Dieser Kode muss zu jeder Sepsis ergänzend kodiert werden.

Unter einer im Krankenhaus erworbenen (nosokomialen) Sepsis versteht man laut KISS-Definitionen (Definitionen nosokomialer Infektionen für die Surveillance im Krankenhaus-Infektions-Surveillance-System) eine Sepsis, welche frühestens ab dem dritten Kalendertag (= Tag mit dem ersten Symptom der Sepsis) des Krankenhausaufenthaltes auftritt. Zur Vereinfachung wird vorgeschlagen, analog der Regeln bei Pneumonie die 48-Stunden-Grenze ab Aufnahme zu verwenden.

Die Einstufung als im Krankenhaus erworbene Sepsis bedeutet wie auch bei den Pneumonien nicht automatisch, dass ein kausaler Zusammenhang zwischen der medizinischen Behandlung und dem Auftreten der Infektion existiert, es ist auch kein Synonym für ärztliches oder pflegerisches Verschulden.

Die Schlüsselnummern sind nur für vollstationär im Krankenhaus behandelte, erwachsene Personen (18 Jahre und älter) anzugeben.

Die Kodes differenzieren nach Sepsis und septischem Schock sowie nach Zeitpunkt des Auftretens:

U69.80!	*Nicht-nosokomiale Sepsis* *Sepsis, vor dem dritten Kalendertag der Krankenhausaufnahme auftretend*
U69.81!	*Nosokomiale Sepsis* *Sepsis, ab dem dritten Kalendertag der Krankenhausaufnahme auftretend*
U69.82!	*Sepsis mit unklarem Zeitpunkt des Beginns mit Bezug zur Krankenhausaufnahme*
U69.83!	*Nicht-nosokomialer septischer Schock* *Septischer Schock, vor dem dritten Kalendertag der Krankenhausaufnahme auftretend*
U69.84!	*Nosokomialer septischer Schock* *Septischer Schock, ab dem dritten Kalendertag der Krankenhausaufnahme auftretend*
U69.85!	*Septischer Schock mit unklarem Zeitpunkt des Beginns mit Bezug zur Krankenhausaufnahme*

18.5.4 Zusatzkode für Zustand nach Sepsis

2026 wurde als weiterer Zusatzkode U70.1! für einen Zustand nach Sepsis eingeführt. Diese Schlüsselnummer ist zusätzlich zu verwenden, wenn bei neu aufgetretenen, anderenorts klassifizierten somatischen Zuständen, kognitiven oder psychischen Störungen angegeben werden soll, dass diese nach einer Sepsis als Manifestation des Post-Sepsis-Syndroms (PSS) auftreten. Der Kode kann ab einem Lebensalter von 1 Jahr angegeben werden.

Manifestationen eines PSS sind von Zuständen zu unterscheiden, die maßgeblich auf eine chronische Grunderkrankung zurückzuführen sind.

Die Schlüsselnummer dient somit in der Qualitätssicherung zur Darstellung des Zusammenhangs möglicher Folgezustände einer Sepsis. Analog wurde auch mit U70.0! ein neuer Schlüssel für den Zustand nach intensivmedizinischer Behandlung geschaffen.

18.6 Adipositaschirurgie

Adipositas zählt zu den chronischen Krankheiten mit eingeschränkter Lebensqualität und hohem Morbiditäts- und Mortalitätsrisiko. Menschen mit Adipositas haben einen erhöhten individuellen Leidensdruck. Neben dem BMI bestimmt das Fettverteilungsmuster das metabolische und kardiovaskuläre Risiko. Zur Beurteilung des viszeralen Fettdepots kann der Taillenumfang gemessen werden. Eine abdominale Adipositas liegt bei Frauen bei einem Taillenumfang von > 88 cm und bei Männern bei > 102 cm vor.

Bei der Adipositaschirurgie werden chirurgische Maßnahmen zur Bekämpfung des krankhaften Übergewichtes angewendet. Dabei sollen Menschen, bei denen herkömmliche Maßnahmen zur Gewichtsreduktion nicht erfolgreich waren, bei der Gewichtsabnahme unterstützt werden. Auch wenn zunehmend medikamentöse Maßnahmen zur Gewichtsreduktion erfolgreich angewandt werden, hat die Adipositaschirurgie weiterhin ihren Stellenwert. Die Adipositaschirurgie ist allerdings auch das medizinisch invasivste Mittel, um gegen krankhaftes Übergewicht und dessen Folgeerkrankungen (z. B. Diabetes mellitus Typ 2) vorzugehen und nicht selten mit gravierenden Komplikationen und Langzeitfolgen vergesellschaftet. Nach der S3-Leitlinie „Prävention und Therapie der Adipositas" müssen daher bestimmte Voraussetzungen für eine chirurgische Therapie erfüllt sein:

Body-Mass-Index > 40 kg/m^2 (Adipositas Grad 3) oder BMI > 35 kg/m^2 (Adipositas Grad 2) mit Begleiterkrankungen (z. B. Diabetes mellitus, Schlafapnoe, arterielle Hypertonie)

- Übergewicht besteht seit mehr als 3 Jahren
- biologisches Lebensalter zwischen 18 und etwa 65 Jahren

- ausgeschöpfte konservative Methoden im Sinne eines multimodalen Therapieprogramms über 6–12 Monate (Ernährungsberatung/-umstellung, Bewegungstraining, Verhaltenstherapie); alternativ dazu: primäre Indikation bei fehlender Erfolgsaussicht weiterer konservativer Therapien
- keine Psychose, Depression (reaktive Depressionen aufgrund des Gewichtes ausgenommen)
- keine Suchtproblematik (wegen der evtl. Gefahr der Suchtverlagerung; keine Alkohol-, Tabletten- oder Drogenabhängigkeit)
- Möglichkeit einer lebenslangen medizinischen Nachbetreuung

In Deutschland sind vier Standardverfahren anerkannt. Magenband, Schlauchmagen und Magenbypass zeigen ihre Wirkung, indem sie die Nahrungszufuhr begrenzen (Restriktion). Bei der biliopankreatischen Diversion mit oder ohne Duodenalswitch wird eine Einschränkung der Nahrungsinhaltsstoffe durch den Körper (Malabsorption oder Malresorption) erreicht. Fast alle Primäreingriffe werden laparoskopisch durchgeführt, dies ist für die Patienten schonender und weniger komplikationsbehaftet. Vor allem aufgrund ihrer respiratorischen und kardiovaskulären Situation haben Patienten mit einem BMI > 40 kg/m^2 ein erhöhtes Operation- und Narkosersisiko.

Bei der Mehrheit der Patienten führt ein adipositaschirurgischer Eingriff zu einer substanziellen Besserung und Normalisierung von Hyperglykämie, Dyslipidämie, Blutdruck, obstruktiver Schlafapnoe sowie der Lebensqualität. Besonders extrem adipöse Patienten mit Diabetes mellitus Typ 2 profitieren von dem Eingriff; ca. 3/4 der Patienten erreichen eine Vollremission.

Adipositaschirurgische Eingriffe sind immer noch nicht im Regelleistungskatalog der Gesetzlichen Krankenversicherung enthalten und daher muss häufiger ein Gutachten für die Beantragung der Kostenübernahme für den Einzelfall bei der Krankenkasse des Versicherten erstellt werden. Da bei der Adipositaschirurgie ein Eingriff in ein prinzipiell intaktes Organ erfolgt, daraus in der Regel lebenslange Auswirkung resultieren und eine dauerhafte Nachbetreuung erforderlich ist, wird nach dem Antrag zur Kostenübernahme bei der Krankenkasse der MD mit einer sozialmedizinischen Begutachtung beauftragt. Erst nach der Zusage zur Kostenübernahme sollte ein Patient operiert werden. Allerdings werden in jüngster Zeit vereinzelt adipositaschirurgische Eingriffe bereits als Standardleistung vergütet, so dass eine Abnahme des aufwändigen Genehmigungsverfahrens zu erwarten ist. Trotzdem werden die Krankenkassen diese Eingriffe streng überwachen und nur an ausgewiesenen Zentren akzeptieren.

Häufig verwendete Kodes aus dem ICD-10 GM für die Adipositaschirurgie:

E11.-	*Diabetes mellitus, Diabetes mellitus Typ 2*
E66.-	*Adipositas und sonstige Überernährung, Adipositas*
G47.3-	*Episodische und paroxysmale Krankheiten des Nervensystems, Schlafstörungen, Schlafapnoe*
I10.0	*Hypertonie [Hochdruckkrankheit], essentielle (primäre) Hypertonie, benigne essentielle Hypertonie*
I25.1	*Ischämische Herzkrankheiten, chronische ischämische Herzkrankheit, atherosklerotische Herzkrankheit*
K76.0	*Krankheiten der Leber, sonstige Krankheiten der Leber, Fettleber [fettige Degeneration], andernorts nicht klassifiziert*
M10.4	*Entzündliche Polyarthropatien, Gicht, sonstige sekundäre Gicht*
M16.6	*Arthrose, Koxarthrose [Arthrose des Hüftgelenkes], sonstige sekundäre Koxarthrose, beidseitig*
M16.7	*Arthrose, Koxarthrose [Arthrose des Hüftgelenkes], sonstige sekundäre Koxarthrose*
M17.4	*Arthrose, Gonarthrose [Arthrose des Kniegelenkes], sonstige sekundäre Gonarthrose, beidseitig*
M17.5	*Arthrose, Gonarthrose [Arthrose des Kniegelenkes], sonstige sekundäre Gonarthrose*
M54.5	*Krankheiten der Wirbelsäule und des Rückens, Rückenschmerzen, Kreuzschmerz*

M54.8- Krankheiten der Wirbelsäule und des Rückens, Rückenschmerzen, sonstige Rückenschmerzen

Der Kode E66 wir nach Alter des Patienten und BMI unterteilt und wurde 2022 bei Erwachsenen mit BMI über 40 weiter differenziert:

Die angegebenen Body-Mass-Index [BMI]-Grenzwerte bei Kindern beziehen sich auf die für Deutschland empfohlenen Referenzperzentile zur Feststellung von Adipositas und extremer Adipositas bei Kindern und Jugendlichen unter Berücksichtigung des BMI, des Lebensalters und des Geschlechts. Die entsprechende Tabelle ist im Anhang zur ICD-10-GM zu finden.

E66 Adipositas

0 Adipositas Grad I (WHO) bei Patienten von 18 Jahren und älter Body-Mass-Index [BMI] von 30 bis unter 35

1 Adipositas Grad II (WHO) bei Patienten von 18 Jahren und älter Body-Mass-Index [BMI] von 35 bis unter 40

4 Extreme Adipositas bei Kindern und Jugendlichen von 3 Jahren bis unter 18 Jahren Body-Mass-Index [BMI] über dem BMI-Grenzwert des 97,0-Perzentils [P97,0] bis einschließlich des BMI-Grenzwertes des 99,5-Perzentils [P99,5]

5 Extreme Adipositas bei Kindern und Jugendlichen von 3 Jahren bis unter 18 Jahren Body-Mass-Index [BMI] über dem BMI-Grenzwert des 99,5-Perzentils [P99,5]

6 Adipositas Grad III (WHO) bei Patienten von 18 Jahren und älter, Body-Mass-Index [BMI] von 40 bis unter 50

7 Adipositas Grad III (WHO) bei Patienten von 18 Jahren und älter, Body-Mass-Index [BMI] von 50 bis unter 60 8 Adipositas Grad III (WHO) bei Patienten von 18 Jahren und älter, Body-Mass-Index [BMI] von 60 und mehr

9 Grad oder Ausmaß der Adipositas nicht näher bezeichnet

Die wohl am meisten verwendeten Diagnosekodierungen, die zu einer Operation führen, sind die ICDs E66.- und E11.-.

Zur Verschlüsselung von Operationen in der Adipositaschirurgie sind folgende Prozedurenkodes im OPS-Katalog vorgesehen:

5-434.3- Inzision, Exzision und Resektion am Magen, atypische partielle Magenresektion, biliopankreatische Diversion nach Scopinaro

5-434.4- Inzision, Exzision und Resektion am Magen, atypische partielle Magenresektion, biliopankreatische Diversion mit Duodenal-Switch

5-434.5- Inzision, Exzision und Resektion am Magen, atypische partielle Magenresektion, Herstellung eines Schlauchmagens [Sleeve Resection]

5-434.6- Inzision, Exzision und Resektion am Magen, atypische partielle Magenresektion, Duodenal-Switch mit Bildung eines gemeinsamen Dünndarmschenkels [Common Channel] nach Herstellung eines Schlauchmagens (zweite Sitzng)

5-445.4- Andere Operationen am Magen, Gastroenterostomie ohne Magenresektion [Bypassverfahren], mit Staplernaht oder Transsektion (bei Adipositas), mit Gastrojejunostomie durch Roux-Y-Anastomose

5-445.5- Andere Operationen am Magen, Gastroenterostomie ohne Magenresektion [Bypassverfahren], mit Staplernaht oder Transsektion (bei Adipositas), mit Gastrojejunostomie analog Billroth II

5-447.e Verkleinerung einer Anastomose
Inkl.: Magen-Darm-Anastomose

5-448.b- Andere Operationen am Magen, andere Rekonstruktion am Magen, Implantation oder Wechsel eines nicht anpassbaren Magenbandes

5-448.c- Andere Operationen am Magen, andere Rekonstruktion am Magen, Implantation oder Wechsel eines anpassbaren Magenbandes

5-448.d- Andere Operationen am Magen, andere Rekonstruktion am Magen, Neufixierung eines dislozierten Magenbandes

5-448.d- Andere Operationen am Magen, andere Rekonstruktion am Magen, Entfernung eines Magenbandes

8-127.- Manipulationen am Verdauungstrakt und Harntrakt, Manipulationen am Verdauungstrakt, endoskopisches Einlegen und Entfernung eines Magenballons

2023 wurden zahlreiche neue Kodes für Revisionseingriffe bei Schlauchmagen und Magenbypässen unter Kapitel 5-445 und 5-447 eingeführt und 2024 ergänzt:

*5-445.6** Korrektur einer Gastrojejunostomie bei umgewandeltem Schlauchmagen [Subklassifikation - 6. Stelle: 0-2]*

*5-445.7** Korrektur einer Jejunojejunostomie bei umgewandeltem Schlauchmagen [Subklassifikation - 6. Stelle: 0-2]*

5-447.8 Umwandlung eines Schlauchmagens in einen Ein-Anastomosen-Magenbypass durch Transsektion und Blindverschluss des Schlauchmagens und Gastrojejunostomie analog Billroth-I
Inkl.: One Anastomosis Gastric Bypass [OAGB], Omega-Loop Gastric Bypass [OLGB], Mini Gastric Bypass [MGB]
I.80 Offen chirurgisch
.81 Laparoskopisch
.82 Umsteigen laparoskopisch - offen chirurgisch

5-447.9 Umwandlung eines Schlauchmagens in einen Magenbypass durch Transsektion und Blindverschluss des Schlauchmagens und Gastrojejunostomie mit Roux-Y-Anastomose
Inkl.: Roux-en-Y Gastroenterostomie, Roux-en-Y Gastric Bypass [RYGB]
.90 Offen chirurgisch
.91 Laparoskopisch
.92 Umsteigen laparoskopisch - offen chirurgisch

5-447.a	*Anlage eines Ein-Anastomosen-Ileumbypass mit Gastroileostomie analog Billroth-II, ohne Transsektion, bei vorbestehendem Schlauchmagen* *Inkl.: Single Anastomosis Sleeve Ileal [SASI], Transit Bipartition [TB], SASI-TB* *.a0 Offen chirurgisch* *.a1 Laparoskopisch* *.a2 Umsteigen laparoskopisch - offen chirurgisch*
5-447.b	*Umwandlung eines Ein-Anastomosen-Magenbypasses in einen Magenbypass mit Roux-YAnastomose* *.b0 Offen chirurgisch* *.b1 Laparoskopisch* *.b2 Umsteigen laparoskopisch - offen chirurgisch*
5-447.c	*Nachresektion eines Schlauchmagens* *Inkl.: Re-Sleeve* *.c0 Offen chirurgisch* *.c1 Laparoskopisch* *.c2 Umsteigen laparoskopisch - offen chirurgisch*
5-447.d	*Strikturoplastik eines Schlauchmagens* *.d0 Offen chirurgisch* *.d1 Laparoskopisch* *.d2 Umsteigen laparoskopisch - offen chirurgisch*
5-447.e	*Verkleinerung einer Anastomose* *Inkl.: Magen-Darm-Anastomose*

Beispiel

Ein Patient wird bei Adipositas stationär aufgenommen. Es wird ein Schlauchmagen angelegt.

HD	*E66.02*	*Adipositas durch übermäßige Kalorienzufuhr, Adipositas Grad III (WHO) bei Patienten von 18 Jahren und älter*
ND	*E11.90*	*Diabetes mellitus Typ 2, ohne Komplikationen, nicht als entgleist bezeichnet*
OPS	*5-434.51*	*Herstellung eines Schlauchmagens [Sleeve Resection], laparoskopisch*

18.7 Zwerchfell- und Magenschrittmacher

Die Kodiermöglichkeiten für Magen- und Zwerchfellschrittmacher wurden deutlich erweitert, so dass nun jeweils die Implantation und der Wechsel von Schrittmacher und/oder Elektrode, unterteilt nach temporär und permanent, zu verschlüsseln ist. Zusätzlich sind auch Kodes für die Entfernung geschaffen worden:

OPS-Kode	Beschreibung
5-347.6	*Implantation oder Wechsel eines Zwerchfellschrittmachers*
.60	*Implantation oder Wechsel eines temporären Zwerchfellschrittmachers mit Implantation oder Wechsel von Elektroden*
.61	*Wechsel eines temporären Zwerchfellschrittmachers ohne Wechsel von Elektroden*
.62	*Implantation oder Wechsel eines permanenten Zwerchfellschrittmachers mit Implantation oder Wechsel von Elektroden*
.63	*Implantation oder Wechsel eines permanenten Zwerchfellschrittmachers ohne Implantation oder Wechsel von Elektroden*
5-347.7	*Entfernung eines Zwerchfellschrittmachers (Inkl.:Elektrodenentfernung)*
5-449.n	*Implantation oder Wechsel eines Magenschrittmachers oder Wechsel von Sonden eines Magenschrittmachers ohne Wechsel des Magenschrittmachers (Inkl.: Nahrungsaufnahmegetriggerter Gastrostimulator)*
.n0	*Implantation oder Wechsel eines Magenschrittmachers, mit offen chirurgischer/-m Implantation oder Wechsel der Sonden*
.n1	*Implantation oder Wechsel eines Magenschrittmachers, mit laparoskopischer/-m Implantation oder Wechsel der Sonden*

OPS-Kode	Beschreibung
.n2	*Implantation oder Wechsel eines Magenschrittmachers, mit Implantation oder Wechsel der Sonden durch Umsteigen von laparoskopischen auf offen chirurgische Verfahren*
.n3	*Wechsel eines Magenschrittmachers ohne Wechsel der Sonden*
.n4	*Wechsel von Sonden eines Magenschrittmachers ohne Wechsel des Magenschrittmachers, offen chirurgisch*
.n5	*Wechsel von Sonden eines Magenschrittmachers ohne Wechsel des Magenschrittmachers, laparoskopisch*
.n6	*Wechsel von Sonden eines Magenschrittmachers ohne Wechsel des Magenschrittmachers, durch Umsteigen von laparoskopischen auf offen chirurgische Verfahren*
5-449.p	*Revision oder Entfernung von Sonden eines Magenschrittmachers (Inkl.:Neuanlage einer Sonde bei Sondendefekt oder Dislokation; Nahrungsaufnahmegetriggerter Gastrostimulator)* *6. Stelle:* *0 Offen chirurgisch* *1 Laparoskopisch* *2 Umsteigen laparoskopisch - offen chirurgisch*
5-449.q	*Revision oder Entfernung des Aggregats eines Magenschrittmachers (Inkl.:Nahrungsaufnahmegetrigger ter Gastrostimulator)*

Hinw.: Beim Wechsel eines temporären Zwerchfellschrittmachers in einen permanenten Zwerchfellschrittmacher ist die Entfernung mit 5-347.7 und die Implantation des permanenten Schrittmachers zusätzlich mit 5-347.62 oder 5-347.63 zu kodieren.

Der Zwerchfellschrittmacher wird über das ZE2026-18 vergütet, der Magenschrittmacher ist seit Jahren eine NUB-Leistung mit Status 1.

18.8 Ancient Schwannom

Bei der Kodierung eines Ancient Schwannoms kommt es immer wieder zu Streitigkeiten mit dem MD. Diesbezüglich hat sich das BfArM auf eine Anfrage hin positioniert: „Grundsätzlich ist nach den amtlichen Klassifikationen (ICD-10-GM bzw. OPS) in der jeweils gültigen Version so spezifisch wie möglich zu kodieren, unabhängig vom Ergebnis der Gruppierung in Entgeltsystemen. [...]

Wir empfehlen Ihnen, die Neubildungen entsprechend der Tabelle der Neubildungen im Alphabtischen Verzeichnis zu verschlüsseln:

Das Schwannom mit der Lokalisation Becken wird dann entsprechend mit D36.1 verschlüsselt."

18.9 Häufig verwendete Zusatzkodes in der Viszeralchirurgie

Während einer Operation werden häufig Techniken durchgeführt bzw. Material verwendet (z. B. Einsatz des Roboters, Klammernahtgeräte, Gewebeersatz), die im Hauptprozedurenkode nicht enthalten sind und zur korrekten Beschreibung der Operationen zusätzlich kodiert werden müssen. Die Kodes befinden sich am Ende des Kapites 5 (5-93 bis 5-99) im OPS-Katalog, teilweise auch am Ende der zugehörigen Teilkapitel, und sind für die Abrechnung oft von Relevanz. Sie stellen Zusatzinformationen zu Operationen dar und dürfen genutzt werden, sofern sie nicht schon im Kode selbst enthalten sind. Sie dürfen nicht als selbstständige Kodes benutzt werden und sind nur im Sinne einer Zusatzkodierung zulässig.

Die wohl am meisten verwendeten Zusatzkodes sind folgende:

5-54a *Zusatzinformationen zu Operationen am Verdauungstrakt*

.0 *Verwendung von auf ein Kauterisierungssystem vorgeladenen selbstexpandierenden Prothesen/Stents*

.1 Verwendung einer biologisch abbaubaren Prothese

.2 Verwendung eines Einmal-Endoskops:
.20 Einmal-Duodenoskop
.21 Einmal-Gastroskop

5-46b.0- Zusatzinformationen zu Operationen am Darm: Endoskopie durch Push-and-pull-back-Technik

5-46b.1 Zusatzinformationen zu Operationen am Darm: Motorisierte Spiral-Endoskopie

5-46b.2 Zusatzinformationen zu Operationen am Darm: Einlegen eines Systems zum Anastomosenschutz

5-513.k Operationen an Gallenblase und Gallenwegen, Zugang durch retrograde Endoskopie

5-513.p Operationen an Gallenblase und Gallenwegen, therapeutische direkte Endoskopie der Gallenwege [duktale Endoskopie]

5-514.u Operationen an Gallenblase und Gallenwegen, therapeutische perkutan-transhepatische Endoskopie der Gallenwege

5-526.g Operationen am Pankreas, endoskopische Operationen am Pankreasgang, Zugang durch retrograde Endoskopie

5-526.h Operationen am Pankreas, endoskopische Operationen am Pankreasgang, endoskopische Operation am Pankreasgang bei anatomischer Besonderheit

5-526.j Operationen am Pankreas, endoskopische Operationen am Pankreasgang, therapeutische Endoskopie des Pankreasganges [duktale Endoskopie]

5-930.- Angaben zum Transplantat und zu verwendenden Materialien, Art des Transplantates oder Implantates

5-932.- Angaben zum Transplantat und zu verwendenden Materialien, Art des verwendeten Materials für Gewebeersatz und Gewebeverstärkung

5-933.- Angaben zum Transplantat und zu verwendenden Materialien, Verwendung von Membranen oder sonstigen Materialien zur Prophylaxe von Adhäsionen

5-939.-	*Angaben zum Transplantat und zu verwendenden Materialien, Art der Konservierung von Organtransplantaten*
5-983	*Spezielle Operationstechniken und Operationen bei speziellen Versorgungssituationen, Reoperation*
5-984	*Spezielle Operationstechniken und Operationen bei speziellen Versorgungssituationen, mikrochirurgische Technik*
5-985.-	*Spezielle Operationstechniken und Operationen bei speziellen Versorgungssituationen, Lasertechnik*
5-986.-	*Spezielle Operationstechniken und Operationen bei speziellen Versorgungssituationen, minimalinvasive Technik*
5-987.-	*Spezielle Operationstechniken und Operationen bei speziellen Versorgungssituationen, Anwendung eines OP-Roboters* *.00 komplexer OP-Roboter einarmig* *.01 komplexer OP-Roboter mehrarmig* *.3 einfacher OP-Roboter, einarmig*
5-98c.-	*Spezielle Operationstechniken und Operationen bei speziellen Versorgungssituationen, Anwendung eines Klammernahtgerätes und sonstiger Nahtsysteme*
5-98h.-	*Anzahl der Nadeln zur Destruktion*
5-98j	*Anwendung einer externen Vorrichtung zur Bauchdeckentraktion mit definierbarer Krafteinstellung*
5-98n	*Präoperative Markierung von Gewebe* *[weitere Stellen für Art und Anzahl der Markierungen]*
5-995	*Vorzeitiger Abbruch einer Operation, vorzeitiger Abbruch einer Operation (Eingriff nicht komplett durchgeführt)*

Besonderheit bei der Kodierung des OPS 5-932.-:

Seit 2018 wird die Fläche des verwendeten Materials mit der 6. Stelle kodiert. Um den endständigen Kode zu verschlüsseln, ist es notwendig die Fläche in cm^2 im OP-Bericht anzugeben.

19 Wichtige Regeln zu DRGs in der Viszeralchirurgie

19.1 DRG-Kennzahlen

Erläuterung zum DRG-Katalog: Die volle Punktzahl der Bewertungsrelation gilt nur dann, wenn ein Patient zwischen der unteren und oberen Grenzverweildauer stationär behandelt wurde und innerhalb der mittleren Grenzverweildauer nicht aus einem anderen Krankenhaus zuverlegt oder in ein anderes Krankenhaus verlegt wird. Dabei wird der Aufnahmetag voll, der Entlassungstag gar nicht gerechnet.

Wird ein Patient vor der unteren Grenzverweildauer entlassen, wird ein Abschlag vom Erlös für jeden einzelnen Tag in Höhe des genannten Abschlagspunktwertes vorgenommen. Analog gibt es einen Zuschlag für jeden Tag, den der Patient über die obere Grenzverweildauer hinaus stationär behandelt wird. Dieser Zuschlag ist oft gering, so dass kein hoher finanzieller Anreiz besteht, Patienten über den medizinisch erforderlichen Zeitraum stationär im Krankenhaus zu behalten.

Die mittlere Verweildauer hat bei Verlegungen Bedeutung: Für jeden Tag, den ein Patient vor der mittleren Verweildauer in ein anderes Krankenhaus (d.h. nach extern) verlegt wird, gibt es einen Verlegungsabschlag. Das gleiche gilt bei Entlassungen von Patienten, die von extern zuverlegt wurden. Verlegungen zwischen Abteilungen desselben Krankenhauses fallen nicht unter diese Regel. Bestimmte DRGs sind vom Verlegungsabschlag ausgenommen (Kennzeichnung mit X in Spalte 12 des Fallpauschalen-Kataloges).

In der vorletzten Spalte (Spalte 13) des Fallpauschalen-Kataloges findet sich bei bestimmten DRGs ebenso eine Kennzeichnung mit X. Diese bedeutet, dass diese DRG von der so genannten Fallzusammenführungsregelung ausgenommen ist. Dies betrifft meist onkologische, intensivmedizinische und alle Prä-DRGs.

Da es im Juli 2012 einige Grundsatzurteile zur Fallzusammenführung bei Komplikationen gegeben hat, wird dieses Thema im folgenden Kapitel etwas ausführlicher dargestellt.

19.2 Wiederaufnahme-Regel

Für die meisten DRGs gilt nach § 2 der Fallpauschalenvereinbarung die Regel, dass bei einer Wiederaufnahme in dasselbe Krankenhaus innerhalb der oberen Grenzverweildauer beide Fälle zusammengefasst und mit einer DRG vergütet werden, wenn in beiden Fällen eine Einstufung in die gleiche Basis-DRG erfolgt (Ausnahme: Kennzeichnung mit X in Spalte 13 des Fallpauschalen-Kataloges).

Auch müssen Fälle zusammengeführt werden, in denen bei gleicher Hauptdiagnose im ersten Aufenthalt eine medizinische (Partition M) oder sonstige (Partition A) und im zweiten Aufenthalt eine chirurgische (Partition O) DRG ermittelt werden (z. B. erster Aufenthalt zur Diagnostik und internistischen Therapie, zweiter Aufenthalt dann zur Operation bei gleicher Diagnose) und die Wiederaufnahme binnen 30 Tage nach Aufnahme zum ersten Aufenthalt erfolgt. Auch hier kennzeichnet im Fallpauschalen-Katalog die Spalte 13 mit einem X die Ausnahmen von einer Fallzusammenführung.

Leider hat das Bundessozialgericht (BSG) in einigen Urteilen diese recht einfachen Regeln der Fallzusammenführung aufgeweicht. Das Gericht hat einen neuen Tatbestand der Unwirtschaftlichkeit bei formal bisher nicht notwendiger Fallzusammenführung eingeführt. Daher fordern die Krankenkassen in bestimmten Fällen trotz gegenlautender Abrechnungsregeln eine Fallzusammenführung, wenn sie künstliches Fallsplitting unterstellen. Diese höchstrichterlich geschaffene Rechtsfigur des fiktiven wirtschaftlichen Alternativverhaltens hinsichtlich von Fallzusammenführungen wird nun durch eine Änderung des § 8 Abs. 5 KHEntgG obsolet. Neu hinzugefügt wurde in diesen Paragrafen der Satz: „In anderen als den vertraglich oder gesetzlich bestimmten Fällen ist eine Fallzusammenführung aus Gründen des Wirtschaftlichkeitsgebots nicht zulässig." Die Regelungen zur Fallzusammenführung in der Fallpauschalenvereinbarung sind damit als abschließende Regelung des Wirtschaftlichkeitsgebots zu verstehen. Schlussendlich wird damit eine von den Regelungen der FPV abweichende oder darüber hinausgehende Argumentation zur Notwendigkeit einer Fallzusammenführung, die sich auf das Wirtschaftlichkeitsgebot stützt, rechtlich ausgeschlossen.

Des Weiteren müssen Fälle zusammengeführt werden, wenn ein Patient in ein anderes Krankenhaus verlegt wurde und innerhalb von 30 Kalendertagen ab dem Entlassungsdatum in dasselbe Krankenhaus rückverlegt wird (Rückverlegung). Hierbei sind auch kombinierte Fallzusammenführungen wegen Rückverlegung in Kombination mit Wiederaufnahmen möglich. Es muss dabei eine chronologische Prüfung erfolgen. Auslöser für die Fallzusammenführung ist immer die Prüffrist des ersten Falles.

Diese drei Fallzusammenführungsregeln erfolgen rein formal ohne inhaltliche Prüfung, wohingegen die folgende Regel eine inhaltliche Bewertung der Frage, ob eine „Komplikation" vorliegt darstellt.

19.2.1 Wiederaufnahme wegen Komplikationen

Ebenfalls einer Fallzusammenführung unterliegen Komplikationen, die zur Wiederaufnahme innerhalb der oberen Grenzverweildauer führen. In dieser Regelung liegt allerdings Streitpotenzial, ist doch die Definition einer „Komplikation" keineswegs geklärt. Nach einem Grundsatzurteil des BSG im Sommer 2012 scheiterte die Fallpauschalenvereinbarung 2013 u.a. fast am Thema der Fallzusammenführung wegen Komplikationen, da die DKG befürchtete, dass durch exzessive Auslegung des BSG-Urteils vermehrt Fälle zusammengeführt werden müssen. Diese Befürchtungen haben sich bisher nicht bestätigt. Zur Definition der Komplikation gibt es eine Klarstellung in der Fallpauschalenvereinbarung:

Im § 2 Abs. 3 heißt es u. a.:

Zitat: *„Werden Patienten […] wegen einer in den Verantwortungsbereich des Krankenhauses fallenden Komplikation im Zusammenhang mit der durchgeführten Leistung innerhalb der oberen Grenzverweildauer […] wieder aufgenommen, hat das Krankenhaus eine Zusammenfassung der Falldaten zu einem Fall […] vorzunehmen. Eine Zusammenfassung und Neueinstufung wird nicht vorgenommen bei unvermeidbaren Nebenwirkungen von Chemotherapien und Strahlentherapien im Rahmen onkologischer Behandlungen."*

Damit ist nun klargestellt, dass unvermeidbare Nebenwirkungen wie Aplasie, Anämie, Thrombopenie, Mukositis oder Fieber in der Aplasie nicht in einer Fallzusammenführung münden. Allerdings sagt die Regel nichts darüber, welche Diagnose bei Wiederaufnahme zur Hauptdiagnose wird. Diese Frage muss separat geklärt werden. Kritisch war auch die Frage diskutiert worden, ob mit der Formulierung *„in den Verantwortungsbereich des Krankenhauses"* Behandlungsfehler gemeint sind. Diese Frage ist inzwischen gerichtlich durch das BSG (3. Senat vom 12.7.2012, Az B 3 KR 15/11 R und B 3 KR 18/11 R) ausgeräumt worden.

Verantwortung ist nicht im Sinne einer Schuld zu verstehen, sondern im Sinne einer Gesamtverantwortung für die Behandlung, auch über die Entlassung hinaus. Der Verantwortungsbereich des Krankenhauses ist nicht im Sinne eines vorwerfbaren Verhaltens, also eines Behandlungsfehlers zu werten. Eine Vermischung der Begriffe Verantwortung und Schuld ist hierbei unzulässig, da Schuld zusätzlich Fahrlässigkeit oder Vorsatz impliziert.

Die Verantwortung des Krankenhauses ist die *„Verpflichtung für etwas Geschehenes einzustehen […] unabhängig davon, ob es […] vorwerfbar […] oder unvermeidbar war"*.

Der Verantwortungsbereich entspricht also einer „Risikosphäre" des Verantwortungsträgers (Krankenhaus) und endet somit nicht mit der Entlassung.

Negative Folge(n) einer Behandlung sind trotz korrektem Handeln möglich, die Frage von Verschulden und subjektiver Vermeidbarkeit ist dabei irrelevant.

Das BSG hat diesbezüglich ebenfalls eine Definition der „Komplikation" vorgenommen. Demnach ist eine Komplikation die „negative Folge einer medizinischen Behandlung wie z. B. Nachblutungen, Hämatome, Thrombosen, Infektionen und auch deren unerwünschte Nebenwirkungen". Daraus ergibt sich auch eine weitere Abgrenzung: Komplikation im Sinne der FPV ist also immer eine Folge der Behandlung, nicht eine Folge der Erkrankung (für die ein Krankenhaus per se keine Verantwortung über die Entlassung hinaus übernehmen kann).

Die Argumentation des BSG gründet auf mehreren Säulen:

1. Prinzipielles Ziel der Regel ist die Vermeidung zu früher Entlassung. Eine Vergütung erfolgt prinzipiell bis zu oGVD.
2. Es besteht kein Unterschied, ob es sich um einen durchgehenden Aufenthalt oder eine zwischen-zeitliche Entlassung handelt.
3. Das Krankenhaus übernimmt jeweils die Verantwortung für den „gesamten Behandlungsfall", es handelt sich um ein und denselben „Behandlungsauftrag" bzgl. der Erkrankung.
4. Eine Komplikation ist die „Verwirklichung des spezifischen Gesundheitsrisikos des Behandlungsfalles".

19.2.2 Vorschlag Prüfalgorithmus „Komplikation"

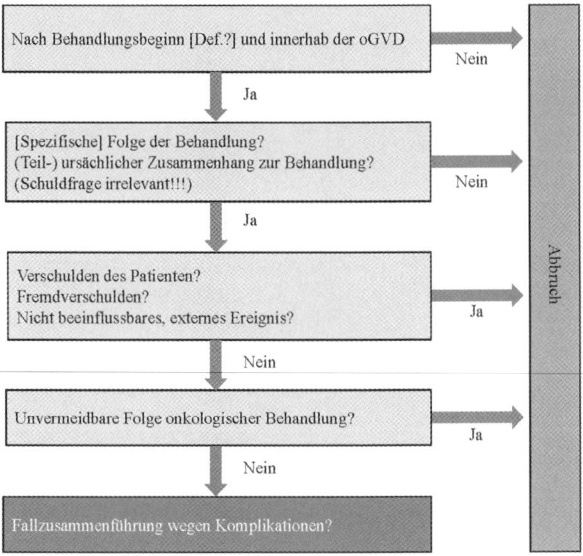

19.3 Potenzielle DRGs in der Viszeralchirurgie

Die Major Diagnostic Categories (MDCs) bilden die Kapiteleinteilung des Fallpauschalenkataloges. Eingeteilt werden diese in Prä-MDC, 24 MDCs und Sonstige bzw. „Fehler"-MDC. Die Zuordnung erfolgt meist über die nach dem ICD-Katalog kodierte Hauptdiagnose. Daher ist es verständlich, dass in der Viszeralchirurgie nicht alle Hauptdiagnosegruppen in Frage kommen.

Die wohl am meisten verwendeten MDCs in der Viszeralchirurgie sind folgende:

MDC	Organsystem oder Ursache der Erkrankung
Prä-MDC (Beginn mit Buchstabe „A“)	Transplantationen Beatmungen intensivmedizinische Komplexbehandlungen
06: Krankheiten und Störungen der Verdauungsorgane (Beginn mit Buchstabe „G“)	Ösophagus Magen Dünndarm Appendix Dickdarm Rektum Anus Peritoneum Becken Bauchwand Hernienrepair Adhäsiolysen Vakuumtherapie Strahlentherapie Intensivmedizinische Komplexbehandlung Geriatrische frührehabilitative Komplexbehandlung Komplexbehandlung bei isolationspflichtigen Erregern
07: Krankheiten und Störungen an hepatobiliärem System und Pankreas (Beginn mit Buchstabe „H“)	Leber Gallenblase Gallenwege Pankreas Strahlentherapie Intensivmedizinische Komplexbehandlung Komplexbehandlung bei MRE

MDC	Organsystem oder Ursache der Erkrankung
10: Endokrine, Ernährungs- und Stoffwechselkrankheiten (Beginn mit Buchstabe „K“)	Schilddrüse Nebenschilddrüse Nebenniere Adipositaschirurgie Strahlentherapie Komplexbehandlung bei MRE Geriatrische frührehabilitative Komplexbehandlung
11: Krankheiten und Störungen der Harnorgane (Beginn mit Buchstabe „L“)	Niere Strahlentherapie Intensivmedizinische Komplexbehandlung Geriatrische frührehabilitative Komplexbehandlung
16: Krankheiten des Blutes, der blutbildenden Organe und des Immunsystems (Beginn mit Buchstabe „Q“)	Milz
17: Hämatologische und solide Neubildungen (Beginn mit Buchstabe „R“)	Peritoneum Retroperitoneum Lymphome Strahlentherapie
18: Infektiöse und parasitäre Krankheiten (Beginn mit Buchstabe „T“)	Sepsis Postoperative Infektionen Komplexbehandlung bei MRE Intensivmedizinische Komplexbehandlung Geriatrische frührehabilitative Komplexbehandlung
21B: Verletzungen, Vergiftungen und toxische Wirkungen von Drogen und Medikamenten (Beginn mit Buchstabe „X“)	Wundheilungsstörungen

19.4 Potenzielle Zusatzentgelte in der Viszeralchirurgie

Auch bei noch so großer Differenzierung in immer mehr unterschiedliche Fallpauschalen kann das DRG-System nie allen Einzelfällen gerecht werden. Aufwändige Therapien, die Verabreichung extrem kostenintensiver Medikamente können nicht mit DRGs gedeckt werden. Genau für solche „Kostenausreißer" wurden Zusatzentgelte eingeführt.

Zusatzentgelte (ZE) sind also Entgelte, welche über einen OPS-Kode angesteuert werden. Wenige Ausnahmen bilden Kombinationen aus Prozeduren- und Diagnosekodes aus dem Bereich der Blutgerinnungsstörungen. Ein Zusatzentgelt wird zusätzlich zum Erlös aus der DRG nach entsprechend kodierter Leistung abgerechnet. Sie sind im Fallpauschalenkatalog gelistet. Im Katalog 2025 sind 243 Zusatzentgelte definiert, 10 mehr als im Vorjahr. Für die Chirurgie gab es keine Neuerungen.

Die wohl am meisten verwendeten Zusatzentgelte in der Viszeralchirurgie sind folgende:

ZE	Bezeichnung	OPS-Kode	OPS-Text
ZE01.01	Hämodialyse, intermittierend, Alter > 14 Jahre	8-854.2	Hämodialyse: Intermittierend, Antikoagulation mit Heparin oder ohne Antikoagulation
		8-854.3	Hämodialyse: Intermittierend, Antikoagulation mit sonstigen Substanzen
		8-854.4	Hämodialyse: Verlängert intermittierend, Antikoagulation mit Heparin oder ohne Antikoagulation
		8-854.5	Hämodialyse: Verlängert intermittierend, Antikoagulation mit sonstigen Substanzen

ZE	Bezeichnung	OPS-Kode	OPS-Text
ZE02	Hämodiafiltration, intermittierend	8-855.3	Hämodiafiltration: Intermittierend, Antikoagulation mit Heparin oder ohne Antikoagulation
		8-855.4	Hämodiafiltration: Intermittierend, Antikoagulation mit sonstigen Substanzen
		8-855.5	Hämodiafiltration: Verlängert intermittierend, Antikoagulation mit Heparin oder ohne Antikoagulation
		8-855.6	Hämodiafiltration: Verlängert intermittierend, Antikoagulation mit sonstigen Substanzen
ZE30. -	Gabe von Prothrombinkomplex, parenteral	8-812.5-	Transfusion von Plasma und anderen Plasmabestandteilen und gentechnisch hergestellten Plasmaproteinen: Prothrombinkomplex
ZE36.-	Plasmapherese	8-820.-	Therapeutische Plasmapherese
ZE47.-	Gabe von Antithrombin III, parenteral	8-810.g-	Transfusion von Plasmabestandteilen und gentechnisch hergestellten Plasmaproteinen: Antithrombin III
ZE51.-	Gabe von Human-Immunglobuline, spezifisch gegen Hepatitis-B-surface Antigen, parenteral	8-810.q-	Transfusion von Plasmabestandteilen und gentechnisch hergestellten Plasmaproteinen: Human-Immunglobulin, spezifisch gegen Hepatitis-B-surface-Antigen (HBsAg)
ZE60	Palliativmedizinische Komplexbehandlung	8-982.-	Palliativmedizinische Komplexbehandlung

ZE	Bezeichnung	OPS-Kode	OPS-Text
ZE62.-	Hämofiltration, intermittierend	8-853.3	Hämofiltration: intermittierend, Antikoagulation mit Heparin oder ohne Antikoagulation
		8-853.4	Hämofiltration: intermittierend, Antikoagulation mit sonstigen Substanzen
		8-853.5	Hämofiltration: verlängert intermittierend, Antikoagulation mit Heparin oder ohne Antikoagulation
		8-853.6	Hämofiltration: verlängert intermittierend, Antikoagulation mit sonstigen Substanzen
ZE93.-	Gabe von Human-Immunglobulin, polyvalent, parenteral	8-810.w-	Transfusion von Plasmabestandteilen und gentechnisch hergestellten Plasmaproteinen: Human-Immunglobulin, polyvalent [neue Dosisstufe 2 bis unter 2,5 g ab 2025]
ZE107.-	Gabe von Erythrozytenkonzentraten	8-800.c-	Transfusion von Vollblut, Erythrozytenkonzentrat und Thrombozytenkonzentrat: Erythrozytenkonzentrat
ZE108.-	Gabe von patienten-bezogenen Thrombozytenkonzentraten	8-800.6- 8.800-p	Transfusion von Vollblut, Erythrozytenkonzentrat und Thrombozytenkonzentrat: patienten-bezogene Thrombozytenkonzentrate
ZE119.-	Hämofiltration kontinuierlich	8-853.-	Hämofiltration kontinuierlich

ZE	Bezeichnung	OPS-Kode	OPS-Text
ZE120.-	Hämodialyse, kontinuierlich, venovenös, pumpengetrieben (CVVHD)	8-854.6- 8-854.7-	Hämodialyse: kontinuierlich, venovenös, pumpengetrieben (CVVHD)
ZE121.-	Hämodiafiltration, kontinuierlich	8-855.-	Hämodiafiltration: kontinuierlich
ZE146.-	Gabe von Thrombozytenkonzentraten	8-800.g- 8-800.m-	Infusion von Vollbut, Erythrozytenkonzentrat, Thrombozytenkonzentrat: Thrombozytenkonzentrat
ZE147.-	Gabe von Apherese-Thrombozytenkonzentraten	8-800.f- 8.800.k-	Infusion von Vollbut, Erythrozytenkonzentrat, Thrombozytenkonzentrat: Apherese-Thrombozytenkonzentrat
ZE161	Radiofrequenzablation, Ösophagus	5-422.55	Lokale Exzision und Destruktion von erkranktem Gewebe des Ösophagus: Destruktion, endoskopisch: Radiofrequenzablation
ZE162	Erhöhter Pflegeaufwand bei pflegebedürftigen Patienten	9-984.8 9-984.9 9-984.a	Pflegegrad 3 Pflegegrad 4 Pflegegrad 5 nur mit best. DRGs der Tabelle 1 Anlage 7
ZE163	Erhöhter Pflegeaufwand bei pflegebedürftigen Patienten	9-984.8 9-984.9 9-984.a	Pflegegrad 3 Pflegegrad 4 Pflegegrad 5 nur mit best. DRGs der Tabelle 2 Anlage 7
ZE164.-	Gabe von pathogeninaktivierten Thrombozytenkonzentraten	8-800.h- 8-800.n-	Infusion von Vollbut, Erythrozytenkonzentrat, Thrombozytenkonzentrat: pathogeninaktiviertes Thrombozytenkonzentrat

ZE	Bezeichnung	OPS-Kode	OPS-Text
ZE165.-	Gabe von pathogeninaktivierten Apherese-Thrombozytenkonzentraten	8-800.d- 8-800.j-	Infusion von Vollbut, Erythrozytenkonzentrat, Thrombozytenkonzentrat: pathogeninaktiviertes Apherese-Thrombozytenkonzentrat
ZE2026-03	ECMO und PECLA	8-852.0-	Extrakorporaler Gasaustausch ohne und mit Herzunterstützung und Prä-ECMO-Therapie: veno-venöse extrakorporale Membranoxygenation (ECMO) ohne Herzunterstützung
		8-852.2-	Extrakorporaler Gasaustausch ohne und mit Herzunterstützung und Prä-ECMO-Therapie: extrakorporale Lungenunterstützung, pumpenlos (PECLA)
		8-852.3-	Extrakorporaler Gasaustausch ohne und mit Herzunterstützung und Prä-ECMO-Therapie: Anwendung einer minimalisierten Herz-Lungen-Maschine
ZE2026-09	Hämoperfusion [Vollblut-Adsorption]	8-812.30	Selektiv, zur Entfernung hydrophober Substanzen
		8-812.31	Selektiv, zur Entfernung sonstiger Substanzen
		8-812.32	Spezifisch

ZE	Bezeichnung	OPS-Kode	OPS-Text
ZE2026-10	Leberersatztherapie	8-858.-	Extrakorporale Leberersatztherapie [Leberdialyse] .0 Bei Indikation zur Leberersatztherapie .1 Bei Indikation zur Leberersatztherapie und zum Azidoseausgleich .2 Bei Indikation zum Azidoseausgleich
ZE2026-17	Retransplantation von Organen während desselben stationären Aufenthaltes	5-467.9-	Dünndarm-Retransplantation
		5-504	Lebertransplantation: Retransplantation
		5-528.-	Retransplantation am Pankreas,...
		5-555.-	Nierentransplantation: Retransplantation,...
ZE2026-18	Zwerchfellschrittmacher	5-347.6	Operationen am Zwerchfell: Implantation oder Wechsel eines Zwerchfellschrittmachers
ZE2026-49	Hypertherme intraperitoneale Chemotherapie (HIPEC) in Kombination mit Peritonektomie und ggf. Multiviszeralresektion oder hypertherme intrathorakale Chemotherapie (HITOC) in Kombination mit Pleurektomie und ggf. mit Tumorreduktion	8-546.0	

ZE	Bezeichnung	OPS-Kode	OPS-Text
ZE2026-54	Selbstexpandierende Prothesen am Gastrointestinaltrakt	5-429.j-	Andere Operationen am Ösophagus: Maßnahmen bei selbstexpandierender Prothese: [...]
ZE2026-97	Behandlung von Blutern mit Blutgerinnungsfaktoren	8-810.6-	Rekombinanter aktivierter Faktor VII
		8-810.7-	Plasmatischer Faktor VII
		8-810.8-	Rekombinanter Faktor VII
		8-810.9-	Plasmatischer Faktor VIII
		8-810.a-	Rekombinanter Faktor IX
		8.810.b-	Plasmatischer Faktor IX
		8-810.c-	FEIBA-Proteinkomplex mit Faktor-VIII-Inhibitor-Bypass-Aktivität
		8-810.d-	Von-Willebrand-Faktor
		8-810.e-	Faktor XIII
		8-810.j-	Fibrinogenkonzentrat
		8-812.5-	Prothrombinkomplex
		8-812.9-	humanes Protein C, parenteral
		8-812.a-	Plasmatischer Faktor X
		8-812.b	Faktor XI
ZE2026-117	Chemosaturations-Therapie mittels perkutaner Leberperfusion	8-549.01	Perkutane geschlossene Organperfusion mit Chemotherapeutika: Leber: mit externem Blutfilter
ZE2026-137	Gabe von rekombinantem aktivierten Faktor VII	8-810.6-	Rekombinanter aktivierter Faktor VII

ZE	Bezeichnung	OPS-Kode	OPS-Text
ZE2026-138	Gabe von Fibrinogen-konzentrat	8-810.j-	Fibrinogenkonzentrat
ZE2026-139	Gabe von Blutgerinnungs-faktoren	8-810.7-	Plasmatischer Faktor VII
		8-810.8-	Trekombinanter Faktor VII
		8-810.9-	Plasmatischer Faktor VIII
		8-810.a-	Rekombinanter Faktor IX
		8.810.b-	Plasmatischer Faktor IX
		8-810.c-	FEIBA-Proteinkomplex mit Faktor-VIII-Inhibitor-Bypass-Aktivität
		8-810.d-	Von-Willebrand-Faktor
		8-810.e-	Faktor XIII
		8-812.9-	Humanes Protein C, parenteral
		8-812.a-	Plasmatischer Faktor X
		8-812.b	Faktor XI

ICD-Kodes, die dem extrabudgetären ZE2026-97 zuzuordnen sind:

ICD-Kode	ICD-Text
D66	Hereditärer Faktor-VIII-Mangel
D67	Hereditärer Faktor-IX-Mangel
D68.00	Hereditäres Willebrand-Jürgens-Syndrom
D68.1	Hereditärer Faktor-XI-Mangel
D68.20	Hereditärer Faktor-I-Mangel
D68.21	Hereditärer Faktor-II-Mangel
D68.22	Hereditärer Faktor-V-Mangel
D68.23	Hereditärer Faktor-VII-Mangel
D68.24	Hereditärer Faktor-X-Mangel

ICD-Kode	ICD-Text
D68.25	Hereditärer Faktor-XII-Mangel
D68.26	Hereditärer Faktor-XIII-Mangel
D68.28	Hereditärer Mangel an sonstigen Gerinnungsfaktoren
D68.31	Hämorrhagische Diathese durch Vermehrung von Antikörpern gegen Faktor VIII
D68.32	Hämorrhagische Diathese durch Vermehrung von Antikörpern gegen sonstige Gerinnungfaktoren
D69.40	Sonstige primäre Thrombozytopenie, als transfusionsrefraktär bezeichnet
D69.41	Sonstige primäre Thrombozytopenie, als nicht transfusionsrefraktär bezeichnet
D82.0	Wiskott-Aldrich-Syndrom
M31.1	Thrombotische Mikroangiopathie
P61.0	Transitorische Thrombozytopenie beim Neugeborenen

ICD-Kodes, die den intrabudgetären ZE2026-137, ZE2026-138 oder ZE2026-139 zuzuordnen sind:

ICD-Kode	ICD-Text
D65.9	Defibrinationssyndrom, nicht näher bezeichnet
D68.33	Hämorrhagische Diathese durch Cumarine (Vitamin-K-Antagonisten)
D68.34	Hämorrhagische Diathese durch Heparine
D68.35	Hämorrhagische Diathese durch sonstige Antikoagulanzien
D68.9	Koagulopathie, nicht näher bezeichnet
D69.0	Purpura anaphylactoides
D69.2	Sonstige nichtthrombozytopenische Purpura
D69.3	Idiopathische thrombozytopenische Purpura
D69.52	Heparin-induzierte Thrombozytopenie Typ I
D69.53	Heparin-induzierte Thrombozytopenie Typ II

ICD-Kode	ICD-Text
D69.57	Sonstige sekundäre Thrombozytopenien, als transfusionsrefraktär bezeichnet
D69.58	Sonstige sekundäre Thrombozytopenien, nicht als transfusionsrefraktär bezeichnet
D69.59	Sekundäre Thrombozytopenie, nicht näher bezeichnet
D69.60	Thrombozytopenie, nicht näher bezeichnet, als transfusionrefraktär bezeichnet
D69.61	Thrombozytopenie, nicht näher bezeichnet, nicht als transfusionrefraktär bezeichnet
D69.80	Hämorrhagische Diathese durch Thrombozytenaggregationshemmer
D69.9	Hämorrhagische Diathese, nicht näher bezeichnet

Zu differenzierende Kodes:

- Dauerhaft erworbene Blutgerinnungsstörungen (zu kennzeichnen mit U69.11!) sind dem extrabudgetären ZE2026-97 zuzuordnen
- Temporäre Blutgerinnungsstörungen (zu kennzeichnen mit U69.12!) sind den intrabudgetären ZE2026-137, ZE2026-138 oder ZE2026-139 zuzuordnen
- Blutgerinnungsstörungen, die nur durch eine Lebertransplantation heilbar wären, sind dem ZE2026-97 zuzuordnen

ICD-Kode	ICD-Text
D65.0	Erworbene Afibrinogenämie [laut SAB-Entscheidung vom Juni 2021 auch Fibrinogenmangel, siehe unten]
D65.1	Disseminierte intravasale Gerinnung [DIG, DIC]
D68.01	Erworbenes Willebrand-Jürgens-Syndrom
D68.09	Willebrand-Jürgens-Syndrom, nicht näher bezeichnet
D68.38	Sonstige hämorrhagische Diathese durch sonstige und nicht näher bezeichnete Antikörper
D68.38	Sonstige hämorrhagische Diathese durch sonstige und nicht näher bezeichnete Antikörper

ICD-Kode	ICD-Text
D68.4	Erworbener Mangel an Gerinnungs-faktoren
D68.8	Sonstige näher bezeichnete Koagulopathien
D69.1	Qualitative Thrombozytendefekte
D69.88	Sonstige näher bezeichnete hämorrhagische Diathesen
P53	Hämorrhagische Krankheit beim Fetus und Neugeborenen
P60	Disseminierte intravasale Gerinnung beim Fetus und Neugeborenen

Ergänzung: Für Gerinnungsstörungen bei postpartaler Blutung wurde 2024 in der Geburtshilfe ein weiteres ZE20XX-219 bei Einsatz von rekombinantem aktiviertem Faktor VII mit niedrigeren Dosisstufen geschaffen.

D65.0 Fibrinogenmangel

Eine Entscheidung des Bundesschlichtungsausschusses aus dem Jahr 2021 stellt klar, dass mit dem Kode *D65.0 Erworbene Afibrinogenämie* auch ein erworbener Mangel an Fibrinogen zu kodieren ist. Dies war immer wieder vom MD abgelehnt worden, da es hier definitorische Unsicherheiten gab, ob der (häufige) Mangel mit diesem Kode erfasst ist, der das komplette Fehlen von Fibrinogen im Text ausdrückt. Der SAB entschied, dass in Ermangelung eines eigenen Kodes für den Fibrinogenmangel dieser Kode am spezifischen auch den substituierten Mangel beinhaltet. Wie schon nach anderen Beschlüssen des SAB hat das InEK umgehend reagiert:

Die Diagnose für Erworbene Afibrinogenämie (D65.0) wird zukünftig nur noch zusammen mit der Gabe von Fibrinogenkonzentrat ab 10 g in nur noch 8 Funktionen der Kompl. Konstellationen (KK) berücksichtigt, bisher galt das für alle Fälle mit diesem Kode in allen KK. Dies ist sachgerecht, da unter dieser Diagnose Fälle ohne relevante Mehrkosten neben solchen mit erheblichen Mehrkosten standen. Durch den Umbau ist sichergestellt, dass die aufwendigen Fälle weiterhin vergütet werden und keine pauschale Abwertung passiert. Das Beispiel zeigt aber auch, dass Erfolge vor dem Bundesschlichtungsausschuss oft Phyrrus-Siege sind.

Das BfArM hat die Entscheidung des SAB 2026 umgesetzt und den Kode D65.0 umbenannt und differenziert:

ICD-Kode	ICD-Text
D65.00	Erworbene Afibrinogenämie
D65.01	Erworbene Hypofibrinogenämie Erworbener Fibrinogenmangel

Besonderheit bei der Gabe von Blutgerinnungsfaktoren:

- Bei der Behandlung von Blutern mit Blutgerinnungsfaktoren erfolgt die Abrechnung der Gabe von Prothrombinkomplex über das ZE2026-97, die gleichzeitige Abrechnung des ZE30 ist ausgeschlossen.
- Es gilt ein Schwellenwert in Höhe von 20.000 € für den im Rahmen der Behandlung des Patienten angefallenen Betrag für die Gabe von rekombinantem aktiviertem Faktor VII. Ab Überschreitung dieses Schwellenwertes ist der gesamte für die Behandlung angefallene Beitrag für die Gabe von rekombinantem aktiviertem Faktor VII abzurechnen (ZE2026-137). Bei Einsatz bei postparteler Blutung gilt ein niedrigerer Schwellenwert von ca. 3.500 € ab 200 kIE (ZE2026-219).
- Es gilt ein Schwellenwert in Höhe von 2.500 € für den im Rahmen der Behandlung des Patienten angefallenen Betrag für die Gabe von Fibrinogenkonzentrat. Ab Überschreitung dieses Schwellenwertes ist der gesamte für die Behandlung angefallene Beitrag für die Gabe von Fibrinogenkonzentrat abzurechnen (ZE2026-138).
- Es gilt ein Schwellenwert in Höhe von 6.000 € für den im Rahmen der Behandlung des Patienten angefallenen Betrag für die Gabe von Blutgerinnungsfaktoren des ZE2026-139. Ab Überschreitung dieses Schwellenwertes

ist der gesamte für die Behandlung angefallene Beitrag für die Gabe von Blutgerinnungsfaktoren des ZE2026-139 abzurechnen. Die genannten Schwellenwerte orientieren sich an etwa 7 bis 8 Einzelgaben. Aus Systemsicht ist dann die Gabe von Gerinnungsfaktoren so notwendig, dass ein Zusatzentgelt dafür gerechtfertigt ist.

Besonderheit bei der Abrechnung des ZE147.- (Apherese-Thrombozytenkonzentrate):
Das Bundessozialgericht hat mit seinem Urteil B1 KR 2/15 R vom 10.3.2015 klargestellt, ob die Gabe von Pool-Thrombozytenkonzentraten im Vergleich zur Gabe von Apherese-Thrombozytenkonzentraten ausreichend ist. Die Begründung hierzu lässt sich im Wesentlichen auf zwei Punkte zusammenfassen:

1. Aus dem Wirtschaftlichkeitsgebot des § 12 SGB V ließe sich ableiten, dass unwirtschaftliche Leistungen nicht zu einem Vergütungsanspruch führen.
2. Aus dem DRG-System folge, dass das Krankenhaus das Kostenrisiko der kostengünstigen Beschaffung von Mitteln für eine erforderliche und wirtschaftliche Behandlung trage.

Weiterhin wird begründet, dass nur, wenn bestimmte Besonderheiten in der Person des Patienten vorlägen, (z.B. eine Autoimmunisierung gegen HLA Klasse 1 Antigene), ein Vergütungsanspruch auf das ZE147.- bestehen würde.

Dementsprechend ist es ratsam, Apherese-Thrombozytenkonzentrate nur dann zu applizieren, wenn die Indikationsstellung genauestens überprüft wurde. Sofern es sich lediglich um Lieferengpässe bei Pool-Thrombozytenkonzentraten handelt und als Ersatz Apherese-Thrombozyrenkonzentrate geliefert und verabreicht wurden, wird sich bei Überprüfung durch den MD das ZE147.- nicht halten können.

20 Hybrid-DRGs in der Viszeralchirurgie

20.1 Politischer Rahmen und Entwicklung

Schon lange geistert der Begriff der Hybrid-DRG durch die Fachliteratur. Auf Empfehlung der „Regierungskommission für eine moderne und bedarfsgerechte Krankenhausversorgung" beim Bundesgesundheitsministerium (BMG) wurde 2023 ein neuer § 115f „Spezielle sektorgleiche Vergütung" über das Krankenhauspflegeentlastungsgesetz im SGB V aufgenommen.

Grundidee der Hybrid-DRG ist, dass eine Leistung zu gleichen Rahmenbedingungen und mit gleicher Vergütung erstattet wird, unabhängig davon, wo und von wem (Vertragsarzt, Krankenhaus usw.) die Leistung erbracht wurde. Identische Qualitätsparameter, Dokumentations- und Prüfungsregelungen sollen die Hybrid-DRGs flankieren. Damit soll ein Anreiz geschaffen werden, die Leistung nach medizinischer Notwendigkeit und nicht nach Erstattung zu steuern und damit mehr ambulante Leistungen zu ermöglichen.

Gemäß dem gesetzlichen Auftrag sollte die Selbstverwaltung im ersten Quartal 2023 aus dem AOP-Katalog Leistungen identifizieren, die bisher ausschließlich oder vorwiegend stationär erbracht wurden und als Hybrid-DRGs geeignet wären. Weiterhin sollte ein Vergütungsmodell für diese Hybrid-DRGs gefunden werden, das zwischen der vertragsärztlichen Vergütung über EBM und der stationären Erstattung über DRGs liegen sollte. Ferner sollten Unterschiede nach dem Schweregrad der Fälle über die Bildung von Stufen berücksichtigt werden. Diese Leistungen sollten dann für einen Startkatalog 2024 dienen. Da zwischen der DKG, der KBV und dem GKV-SV keine Einigung erzielt werden konnte, beauftragte das BMG mittels Ersatzvornahme im April 2023 das InEK mit der Definition und Kalkulation von ersten Hybrid-DRGs. Dazu gab das BMG die zuletzt zwischen Kassen und Krankenhausgesellschaft konsentierten 34 OPS-Kodes vor. Als Rahmen galt, nur Fälle mit einer Verweildauer von einem Tag (also maximal einer Übernachtung) und einem PCCL unter 3 (also eher einfache Fälle) für eine „Hybridisierung“ zuzulassen. Das InEK ergänzte diese Vorgaben um „Kontextfaktoren“, deren Vorhandensein ebenfalls eine Verschiebung in den Hybrid-DRG-Katalog verhinderte (z. B. das Vorhandensein von Beatmungsstunden).

Das InEK entwickelte daraus sowohl 12 Hybrid-DRGs als auch ein Vergütungsmodell, das etwa 70 % der DRG-Erlöse ausmacht. Dieser Katalog wurde vom BMG in eine „Hybrid-DRG-Verordnung“ aufgenommen und Ende 2023 veröffentlicht. Da das Ministerium lediglich die OPS-Kodes und die daraus resultierenden Hybrid-DRGs sowie deren Vergütung regelte, den Rest aber in der Verantwortung der Selbstverwaltung sah, musste diese im Januar 2024 rasch weitere Regelungen vereinbaren, die dann in einer ergänzenden „Hybrid-DRG-Umsetzungsvereinbarung“ veröffentlicht wurden. Aufgrund der Kürze der Zeit konnten nicht alle notwendigen Punkte geregelt werden, dies wurde aufgrund der Komplexität der Materie mit Erweiterung des Katalogs für 2025 nur teilweise nachgeholt.

Für 2025 konnte sich die Selbstverwaltung dann fristgerecht auf eine Beauftragung des InEK einigen. Dort wurden aus fast 100 vorgeschlagenen Leistungen weitere 10 Hybrid-DRGs in 4 Bereichen definiert und kalkuliert. Dabei wendete das InEK im Wesentlichen die gleiche Methodik wie 2023 an. Folgende Bereiche kamen 2025 neu hinzu::

- Endoskopische Eingriffe an Galle, Leber und Pankreas
- Proktologische Eingriffe an Analfisteln
- Eingriffe an Hoden und Nebenhoden
- Lymphknotenbiopsien

Die bereits vorhandenen Hybrid-DRGs wurden überarbeitet und teils erheblich ausgeweitet. So wurden bei Hernien- und Arthodeseneingriffen weitere OPS-Kodes ergänzt, allerdings auch zu komplexe Prozeduren wieder in die DRG zurückverschoben (z.B. bei Mehrfach- und Rezidiveingriffen an Hernien). In Summe wurden 327 neue Leistungen ergänzt und nur drei gestrichen, so dass 2025 fast 580 OPS-Kodes in eine Hybrid-DRG führen konnten.

Weiterhin wurde für die postoperative Nachbetreuung ein Entgelt von 30 Euro vereinbart, das sich nach Höhe und Inhalt an vorhandene EBM-Ziffern anlehnt. Eine Vereinbarung zur Erstattung von Sachkosten in oder neben den Hybrid-DRGs gelang jedoch nicht, im Gegenteil: sollten ZE-fähige Leistungen in einer Hybrid-DRG anfallen, würde die Abrechnung über vollstationäre A-DRG erfolgen, auch wenn sonst alle Bedingungen für eine Hybrid-DRG erfüllt wären.

Insgesamt wurden so 2024 und 2025 geschätzt knapp 300.000 bisher stationäre Fälle „hybridisiert". Da dies dem Bundesgesundheitsministerium deutlich zu vorsichtig und zu langsam ging, wurde im Krankenhausreformgesetz Ende 2024 eine Erweiterung und Konkretisierung des „Hybrid-DRG-Paragraphen" 115f SGB V beschlossen. Die Eckpunkte dieser Erweiterung sind:

- eine gesetzlich vorgegebene deutliche Erweiterung der Fallzahlen bei Hybrid-DRGs auf eine Million Fälle bereits 2026, 1,5 Millionen Fälle bis 2028 und zwei Millionen Fälle bis 2030. Für 2026 mussten also weitere 700.000 Fälle identifiziert werden!
- Die Beschränkung auf AOP-Leistungen, die bisher nicht ausreichend außerhalb des Krankenhauses erbracht wurden, wurde aufgegeben. Das heißt, es können letztlich sämtliche med. Leistungen und DRGs in einer Hybrid-DRG abgebildet werden.
- Fälle mit Kindern, Menschen mit Behinderungen und NUB-Leistungen wurden ausgeschlossen. Dies verursachte v.a. bei den Pädiatern Unmut, da sich pädiatrische Fälle sehr wohl für eine Erbringung in einer Hybrid-DRG eignen. Daher wird bereits über eine Streichung dieses Ausschlusses nachgedacht. Da Behinderung im DRG-System nicht definiert ist, hat das InEK hilfsweise höhere Pflegegrade der Stufen 4 und 5 verwendet.

- Als Entgeltvorgabe wird eine Absenkung der Hybrid-DRG-Entgelte schrittweise bis 2030 auf EBM-Niveau vorgegeben.
- Das Gesetz gibt nun sehr enge und genaue Fristen sowohl für die jährliche als auch für die langfristige Entwicklung der H-DRG-Kataloge und der Vergütungssystematik vor. Insbesondere diese Fristen führten bereits 2025 dazu, dass die Selbstverwaltung praktisch nicht mehr entscheiden konnte, sondern der Katalog 2026 fast vollständig im zuständigen Schlichtungsgremium beschlossen wurde und trotzdem erst Mitte November 2025 feststand.

Die Selbstverwaltung bzw. das Schlichtungsgremium beschloss eine Erweiterung der Verweildauer auf 2 Tage (entsprechend max. 2 Übernachtungen), um die hohen Fallzahlvorgaben des BMG zu erfüllen. Die OPS-Kodes wurden moderat auf 604 erweitert. Da die Krankenkassen weiterhin keine Bereitschaft zeigten, eine Sachkostenerstattung neben den H-DRGs zuzulassen, wurden auch alle Fälle mit NUB- oder Zusatzentgelten ausgeschlossen. Trotzdem wurde die angestrebte erwartete Fallzahl 2026 von ca. einer Million Fällen erreicht.

Insgesamt wurden von InEK 69 H-DRGs definiert und kalkuliert, also 47 mehr als 2025. Neu sind v.a. kardiologische Interventionen sowie Cholezystektomien und Appendektomien.

20.2 Eckpunkte der Hybrid-DRGs 2026

Die 69 Hybrid-DRGs aus 38 Basis-DRGs betreffen folgende Leistungsbereiche, wobei v.a. kardiologische Interventionen und Cholezystektomien und Appendektomien eine deutliche inhaltliche Ausweitung des Katalogs darstellen:

- Bestimmte Hernieneingriffe
- Entfernung von Harnleitersteinen
- Ovariektomien

- Arthrodesen Zehengelenk
- Exzision eines Sinus pilonidalis
- Endoskopische Eingriffe an Galle, Leber und Pankreas
- Proktologische Eingriffe an Analfisteln
- Eingriffe an Hoden und Nebenhoden
- Lymphknotenbiopsien
- Bestimmte Osteosynthesen bei Fraktur
- Laparoskopische Eingriffe an Gallenblase und Blinddarm
- Diagnostische Herzkatheter- und Koronarinterventionen
- Bestimmte Herzschrittmacher und Defibrillatoren
- Ablationen bei Herzrhythmusstörungen
- Bestimmte Gefäßinterventionen

Das Problem des InEK war, dass es für diese OPS-Kodes keine direkte Beziehung zu genau einer DRG gibt; DRGs sind meist Diagnosen-getriggert und deutlich komplexer, sie werden durch viele Diagnosen, Prozeduren und weitere Parameter definiert. OPS-Kodes können also in vielen DRGs auftauchen, viele weitere Faktoren können die DRG verändern (z. B. Beatmungszeiten). Eine bestimmte Prozedur ist für die Eingruppierung in eine DRG daher nicht entscheidend, bei einer Hybrid-DRG aber wäre diese Prozedur definierend.

Das InEK näherte sich der Lösung durch Eingrenzung des Problems mittels folgender Parameter an:

- Die vorgeschlagenen Prozeduren wurden um zahlreiche weitere gleiche oder ähnliche Prozeduren erweitert, die in gleiche DRGs führen oder ähnliche Kosten aufweisen. 2026 sind 604 OPS-Kodes "hybrid-fähig".
- Der PCCL wurde bei < 3 gedeckelt, also auf weniger komplexe Fälle, ein Patient durfte keine schweren Komplikationen haben (sonst DRG).
- Und/oder es wurden Komorbiditäten in Form einer höheren Erkrankungsschwere festgelegt. Dabei bediente man sich auch der neuen Kontextfaktoren des AOP-Katalogs. Es wurden aber auch komplexere Eingriffe oder Diagnosen (z. B. bösartige Neubildungen) ausgeschlossen.

Dabei mussten die Hybrid-DRGs so definiert werden, dass nicht zu viele einfache Fälle ausgeschlossen (Fehlanreiz zur Kodierung durch Aufwertung) und nicht zu viele komplexe Fälle eingeschlossen wurden (Abwertung).

Bei der Kalkulation der Erlöse standen dem InEK für diese ersten Kataloge nicht alle ambulanten Daten zur Verfügung, weshalb hilfsweise auch stationäre Kostendaten mitverarbeitet wurden. Ferner wurde ein Ambulantisierungsgrad definiert, der den Quotienten aus bisher ambulant erbrachten und allen Fällen darstellt. Je näher dieser Grad an 1 ist (alles wurde bereits in der Vergangenheit ambulant erbracht), desto näher liegt die Vergütung am EBM; umgekehrt würde die Vergütung umso näher an der DRG liegen, je mehr Fälle bereits bisher stationär erbracht worden waren (Ambulantisierungsgrad Richtung Null).

Etwa weitere 730.000 Fälle wurden so aus dem DRG-System 2026 ausgegliedert und werden in 69 Hybrid-DRGs abgerechnet, darunter auch mehrere H-DRGs aus der Viszeralchirurgie (siehe unten).

Diese Fallpauschalen der Hybrid-DRGs sind im aG-DRG-Katalog nicht enthalten, da sie per definitionem ambulante Leistungen sind. Die stationär erbrachten Fälle kommen aber noch aus der stationären Grouper-Logik.

Definition und Kalkulation der Hybrid-DRGs sind als Blaupause nun vorhanden und werden Grundlage für die Weiterentwicklung sein.

Der Gesetzgeber hat im KHVVG (Krankenhausreformgesetz) festgelegt, dass bis 2030 eine weitere Million Fälle über Hybrid-DRG abgerechnet werden sollen. Damit ist in den nächsten Jahren mit einer erheblichen Ausweitung dieses Katalogs zu rechnen. Gleichzeitig ist mit einer weiteren Aufweichung der bisherigen Auswahlkriterien (AOP-Leistungen, VD usw.) zu rechnen.

20.3 Weitere Neuerungen im Katalog 2026

Einstieg in die Vergütung der Sachkosten

Bisher ist eine echte Sachkostenvergütung in den Hybrid-DRGs ausgeschlossen. Dies ist explizit in der Vereinbarung geregelt, wo in §5 (5) Sachkosten und Arzneimittel nicht zusätzlich zu einer [Hybrid-]Fallpauschale abrechenbar sind. Allerdings werden zukünftig zahlreiche Eingriffe ohne Klärung der Sachkostenfrage nicht in Hybrid-DRGs abgerechnet werden können, wenn keine grundlegende Einigung gelingt. Dies könnte innerhalb der DRGs (kalkulatorisch) oder zusätzlich (als Sachkostenerstattung analog derjenigen im AOP-Katalog oder über spezielle Zusatzentgelte) geschehen. Für 2026 hat das InEK insbesondere in kardiologischen Interventionen die hohen Sachkosten in die H-DRG integriert.

Für 2025 gelang eine lediglich „Lösung“, die in den Hybrid-DRGs für ERCP bei Verwendung eines Stents (ZE2025-54) die Abrechnung in der vollstationären „Mutter-DRG“ vorsieht. 2026 lehnte der Kassenverband eine zusätzliche Vergütung über NUB und ZE erneut explizit ab. Der GKV-SV akzeptiert also lieber eine höhere Vergütung der Kernleistung, als in einer Hybrid-DRG Sachkosten zu vergüten.

Postoperative Nachbehandlung

Für die Nachsorge nach einem Hybrid-Eingriff wird seit 2025 eine Pauschale von 30 Euro für Leistungen binnen 21 Tagen nach dem Eingriff gezahlt. Dies entspricht der Vergütungsregelung im EBM. Nicht alle Maßnahmen sind erstattungsfähig, sondern nur in der Vereinbarung definierte. So umfasst die postoperative Nachbehandlung, je nach medizinischer Erforderlichkeit, den folgenden Leistungsinhalt:

- Befundkontrolle(n),
- Befundbesprechung,
- Verbandwechsel,

- Drainagewechsel,
- Drainageentfernung,
- Einleitung und/oder Kontrolle der medikamentösen Therapie.

20.4 Hybrid-DRGs der Viszeralchirurgie

Folgende Pauschalen wurden für die Viszeralchirurgie definiert (mit postoperativer Nachsorge jeweils zzgl. 30 Euro):

Hybrid-DRG	Bezeichnung	Bewertung (in Euro)
G08M	Komplexe Rekonstruktion der Bauchwand	3.087,62
G09M	Beidseitige Eingriffe bei Leisten- und Schenkelhernien, Alter > 55 Jahre oder komplexe Herniotomien oder Operation einer Hydrocele testis oder andere kleine Eingriffe an Dünn- und Dickdarm	3.422,23
G09N	[wie G09M mit einfacheren Fällen]	2.885,11
G23M	(Appendektomie oder andere komplexe oder laparoskopische Adhäsiolyse	2.867,87
G24N G24O G24P G24Q G24R	Eingriffe bei Hernien ohne plastische Rekonstruktion der Bauchwand, mit beidseitigem oder komplexem Eingriff	1.246,41 bis 2.711,39
G24M	Eingriffe bei Hernien mit plastischer Rekonstruktion der Bauchwand oder bestimmte partielle Resektion des Dickdarmes	3.639,27
G26N	Eingriffe an Analfisteln: Andere Eingriffe am Anus oder Anoproktoplastik und Rekonstruktionvon Anus und Sphinkter bei Analfissuren und Hämorrhoiden	1.016,05

Hybrid-DRG	Bezeichnung	Bewertung (in Euro)
G26M	Andere Eingriffe am Anus oder Anoproktoplastik und Rekonstruktionvon Anus und Sphinkter bei Analfissuren und Hämorrhoiden	1.426,87
H08M	Laparoskopische Cholezyst-ektomie oder bestimmte Eingriffe an Leber und Bauchwand	3.036,49
J09N	Eingriffe bei Sinus pilonidalis und perianal	1.137,07

Die neuen H-DRGs zu Cholezystektomie (H08M) und Appendektomie (G23M) sind weiter oben in den entsprechenden Organkapiteln ausführlich dargestellt. Die neuen DRGs für Eingriffe bei Analfisteln werden von 22 OPS-Kodes angesteuert. Durch Kodierung der Fälle ermittelt der Grouper diese DRGs automatisch. Diese werden dann separat vom stationären Abrechnungsgeschäft mit den Kostenträgern abgewickelt.

20.5 Geregelte und noch offene Punkte zur Abrechnung

Weiterhin sind noch nicht alle Abrechnungsfragen geklärt. Einige Punkte konnten bereits in der Hybrid-DRG-Umsetzungsvereinbarung 2025 geklärt werden. Geregelt ist, dass Hybrid-DRGs von der Zuzahlung befreit sind und die Arzneimittelversorgung über die Regelungen des Entlassmanagements erfolgen soll. Bei privat Krankenversicherten erfolgt die Abrechnung wie bei vollstationären Leistungen, also mittels Hybrid-DRG und zusätzlich Wahlleistungen.

Die Fälle werden seit dem 01.05.2024 mittels eines eigenen Aufnahmekennzeichens identifiziert.

Offen sind u. a. noch folgende Punkte:

- Darf der MD diese Fälle prüfen und wenn ja, welche Inhalte? Eine Verschiebung in den AOP-Katalog schliesst die Vereinbarung eigentlich aus.
- Wie werden die Kosten der Pflege abgebildet? Bisher ist eine Erstattung von Pflegekosten in der Hybrid-DRG nicht möglich, es sind aber noch Detailfragen ungeklärt, z. B. zur Gültigkeit der PPUGV.
- Wie werden Sachkosten und Medikamente erstattet, wenn es auch um Leistungen wie Antikörpertherapien oder Implantate geht? Hier verweigern sich die Kassen bisher einer Lösung.
- Die Qualitätssicherung für die Vertragsärzte muss auf das hohe Niveau der Krankenhäuser gehoben werden (dort ist die externe QS-Pflicht!).
- Erstmalig können auch Notfälle (Cholezystektomie und Appendektomie) als H-DRG abgerechnet werden, hier bedarf es einer genauen Beobachtung, wie dies unter Wahrung der Patientnsicherheit gelingt.
- Die Nachsorgeabrechnung von 30 Euro ist zu komplex und an die H-DRG-Abrechnung gekoppelt, obwohl diese bis zu 3 Wochen nach der Kernleistung erfolgen kann. Hier ist eine Vereinfachung und Entkopplung von der H-DRG nötig.

Daher wird sicherlich die Weiterentwicklung des Katalogs für die kommenden Jahre neben einer deutlichen Leistungsausweitung noch weitere Lösungen für aktuell offene Fragen bieten.

Anhang: Pflegerelevante Diagnosen

Pflegerelevante Diagnosen werden erfahrungsgemäß von Ärzten nicht immer beachtet, besitzen aber teilweise einen hohen Schweregrad. Das Übersehen dieser Diagnosen kann daher zu Erlöseinbußen führen. Man muss aber einschränkend feststellen, dass die Erlösbedeutung von Pflegediagnosen, die ja immer nur einen theoretischen Pflegebedarf, nicht aber einen tatsächlichen Pflegeaufwand beschreiben, eher abnimmt. Inwieweit in Zukunft pflegerelevante Diagnosen noch eine Bedeutung haben, muss abgewartet werden. Mit der Herausnahme der Pflegekosten aus dem DRG-System seit 2020 haben diese eher abnehmende Bedeutung.

Das InEK hat in den Katalogen 2017–2019 die Pflege insgesamt deutlich aufgewertet. Dabei waren die „Pflegediagnosen" eher von geringerer Bedeutung. Wichtiger waren vielmehr globale Veränderungen wie die allgemeine Umverlagerung von Sachkosten zu Personal- und Infrastrukturkosten, von der insbesondere pflegelastige DRGs profitieren. Ferner wurde ein neues Splitkriterium der „Aufwändigen Behandlung" geschaffen, das u.a. auch aufwändige Pflegekonstellationen besser abbildet. Gezielt wurde das Zusatzentgelt für PKMS ausgebaut, das den Pflegeaufwand am besten widerspiegelt, aber auch aufwändig zu dokumentieren ist. Dieses wurde seit 2018 durch 2 neue Zusatzentgelte ergänzt, welche die Pflegebedürftigkeit anhand des Pflegegrades des Patienten vergüten (Vorteil des minimalen Dokumentationsaufwandes, Nachteil der Einschränkung auf bestimmte DRGs und eine Verweildauer von mindestens 5 Tagen bei geringer Entgelthöhe).

Bedeutung gewannen ferner Indices, die den Pflegeaufwand semiquantitativ erfassen (Barthel-Index, FMI, MMSE). Hier haben allerdings viele Krankenhäuser noch Defizite in der flächendeckenden Dokumentation dieser Indices, die schnellsten abgestellt werden sollten. Bereits seit 2017 haben die schweren kognitiven und motorischen Funktionseinschränkungen in 22 Basis-DRGs einen CCL-Wert von 1, dieser wurde 2018 teilweise auf 2 erhöht, mit Herausnahme der Pflegekosten ab 2020 jedoch wieder abgewertet. Wie es mit der Vergütung der vollstationären Pflege am Bett weitergeht, nachdem die Kosten der Pflege aus dem DRG-System ausgegliedert werden, ist noch unklar. Die pflegelastigen Zusatzentgelte für Pflegebedürftigkeit und Palliativversorgung wurden in den letzten Jahren teils kräftig abgewertet, das ZE für PKMS sogar ganz gestrichen. Somit fehlt dem InEK nun ein starker Kostentrenner für Pflegeaufwand. 2026 wurden die Kodes für Funktionseinschränkungen in U50 bis U54 deutlich ausgebaut und ergänzt. Die Kognitive Funktionseinschränkung in U51 wurde um das MoCA (Montreal Cognitive Assessment) ergänzt. Mit U53.-wurde ein neuer Kode für Mobilitätseinschränkung geschaffen, der nach verschiedenen Indices differenziert. Ebenfalls neu ist die Emotionale Funktionseinschränkung (U54). Auch diese verwendet mehrere Skalen und Indices zur Unterscheidung des Vorhandenseins einer emotionalen Funktionseinschränkung.

Nachfolgend sind die wichtigsten Diagnosen aus dem Bereich der Pflege aufgelistet. Ziffern aus der Gruppe R00 bis R99 (Symptome) werden verwendet, wenn keine anderen Kodes vorhanden sind. Symptome als Teil einer andernorts verschlüsselten Erkrankung sollen nicht noch einmal kodiert werden (z. B. Fieber, wenn bereits eine das Fieber erklärende Infektion verschlüsselt wurde). Ausnahme: die Symptome besitzen selbst bereits eine Behandlungsrelevanz und Aufwand als Nebendiagnosen (Beispiele: Luftnot bei Bronchialkarzinom, Krampfanfall bei Hirntumor). Näheres dazu siehe Kapitel 2.2 Spezielle Kodierregeln.

Bereich	ICD-10	Bezeichnung [Bemerkungen]
Ausscheidung	K52.1	Toxische/Medikamenten-induzierte Gastroenteritis [z. B. nach Medikamenten, Antibiotika]
	K56.4	Kotsteine
	K59.02	Obstipation, medikamentös induziert
	R15	Stuhlinkontinenz
	R32	Harninkontinenz
	R33	Harnverhalt
	R31	N. n. bez. Hämaturie
	K92.0	Bluterbrechen
	K92.1	Teerstuhl
Künstliche Körperöffnungen [Auswahl]	J95.0	Funktionsstörung eines Tracheostomas: .00 Blutung .01 Infektion .02 Obstruktion .03 Tracheo-Ösophagealfistel .08 sonstige Störung
	Z43.0	Versorgung eines Tracheostomas
	Z43.1	Versorgung eines Gastrostomas
	Z43.2	Versorgung eines Ileostomas (Anus praeter)
	Z43.3	Versorgung eines Kolostomas (Anus praeter)
	Z43.5	Versorgung eines Zystostomas
	Z43.6	Versorgung eines Nephro-, Uretero- und Urethrostomas
	Z93.0	Vorhandensein eines Tracheostomas (ohne Aufwand!)

Bereich	ICD-10	Bezeichnung [Bemerkungen]
	Z93.1	Vorhandensein eines Gastrostomas
	Z93.2	Vorhandensein eines Ileostomas (Anus praeter)
	Z93.3	Vorhandensein eines Kolostomas (Anus praeter)
	Z93.5	Vorhandensein eines Zystostomas
	Z93.6	Vorhandensein eines Nephro-, Uretero- und Urethrostomas
Ernährung	E41	Alimentärer Marasmus
	R64	Tumorkachexie, Kachexie allgemein
	R63.3	Ernährungsprobleme und unsachgemäße Ernährung
	R63.4	Adipositas durch übermäßige Kalorienzufuhr
	E66.0-	[an 5. Stelle BMI bzw. Alter] 0 BMI 30 bis unter 35 bei Erw. 1 BMI 35 bis unter 40 bei Erw. 6 BMI 40 bis unter 50 bei Erw. 7 BMI 50 bis unter 60 bei Erw. 8 BMI 60 und mehr bei Erw. 4 Adipositas bei 3-17-jährigen 5 Extreme Adipositas bei 3-17-jährigen 9 BMI n. n. bez.; Adipositas bei 0-2-jährigen
	R13.0	Dysphagie mit Beaufsichtigungspflicht bei Nahrungsaufnahme

Bereich	ICD-10	Bezeichnung [Bemerkungen]
	R13.1	Dysphagie bei absaugpflichtigem Tracheostoma mit (teilweise) geblockter Trachealkanüle
	R13.9	Sonstige und nicht näher bezeichnete Dysphagie
Haut	L89.0-	Dekubitus Stadium 1 [5. Stelle Lokalisation, siehe unten]
	L89.1-	Dekubitus Stadium 2 [5. Stelle Lokalisation, siehe unten] Cave neue Definition ab 2021!
	L89.2-	Dekubitus Stadium 3 [5. Stelle Lokalisation, siehe unten]
	L89.3-	Dekubitus Stadium 4 [5. Stelle Lokalisation, siehe unten]
	zu L89	5. Stelle Lokalisation: 0 Kopf 1 obere Extremität 2 Dornfortsätze 3 Beckenkamm, Spina iliaca 4 Kreuzbein, Steißbein 5 Sitzbein 6 Trochanter 7 Ferse 8 sonstige Lokalisationen der unteren Extremität 9 sonstige und n. n. b. Lokalisationen
	R02.0	Gangrän/Nekrose der Haut und Unterhaut, anderenorts nicht klassifiziert [5. Stelle Lokalisation]

Bereich	ICD-10	Bezeichnung [Bemerkungen]
	R02.8	Sonstige und nicht näher bezeichnete Gangrän, andernorts nicht klassifiziert
	I83.0	Ulcus cruris varicosum
	I83.2	Ulcus cruris varicosum mit Entzündung
	L97	Ulcus cruris, andernorts nicht klassifiziert
	L22	Windeldermatitis
	R46.0	Stark vernachlässigte Körperpflege
Schleimhaut	B37.0	Candida-Stomatitis, Mundsoor
	B37.2	Onychomykose, Candidose der Haut und Nägel
	B37.3+	Vaginalsoor [mit N77.1*]
	B37.81	Candida-Ösophagitis
	B37.4+	Genitalsoor sonstige [mit N51.2* oder N37.0*]
	B37.88	Candidainfektion an sonstigen Lokalisationen
	K20.1	Radiogene Ösophagitis
	K91.80	Generalisierte Mukositis bei Immunkompromittierung
	K92.8	Mukositis des Gastrointestinaltraktes
	K12.3	Orale Mukositis (medikamenteninduziert, strahleninduziert, viral)
	K52.0	Gastroenteritis und Kolitis durch Strahleneinwirkung
	K52.1	Toxische/Medikamenteninduzierte Gastroenteritis und Kolitis (z. B. durch Antibiotika)

Bereich	ICD-10	Bezeichnung [Bemerkungen]
Geisteszustand	R46.4	Verlangsamung und herabgesetztes Reaktionsvermögen
	R41.0	Verwirrtheit o. n. A.
	R40.0	Somnolenz, Benommenheit
	R40.1	Sopor, Präkoma
	R40.2	Koma, nicht näher bezeichnet [bei bekannter Ursache dort kodieren! Nicht mit Kopfverletzung kodieren!]
	R45.8	Suizidalität, Suizidgedanken
Neurologie	R47.0	Dysphasie und Aphasie
	R47.1	Dysarthrie und Anarthrie
	G25.0	Essentieller Tremor
	G25.1	Arzneimittelinduzierter Tremor
	G25.2	Sonstiger näher bez. Tremor
	R25.1	Tremor, nicht näher bezeichnet
	F00.-*	[Demenz bei Alzheimer, nur mit G30.-†]
	F01.-	[Vaskuläre Demenz]
	F03	Demenz, nicht näher bez.
	U63.-!	Psychische und Verhaltensstörungen bei Demenz [Zusatzkode]
	R54	Senilität
Sucht	F10.0	Alkoholintoxikation
	F10.2	Alkoholabhängigkeit
	F10.3	Alkoholentzugssyndrom
	F10.4	Alkoholentzugsdelir
	F17.1	Nikotinabusus
	F17.3	Nikotinentzugssyndrom

Bereich	ICD-10	Bezeichnung [Bemerkungen]
Mobilität	G81.0	Schlaffe Hemiparese/Hemiplegie
	G81.1	Spastische Hemiparese/Hemiplegie
	G82.0-	Schlaffe Paraparese/Paraplegie [5. Ziffer siehe unten]
	G82.1-	Spastische Paraparese/Paraplegie [5. Ziffer siehe unten]
	G82.3-	Schlaffe Tetraparese/Tetraplegie [5. Ziffer siehe unten]
	G82.4-	Spastische Tetraparese/Tetraplegie [5. Ziffer siehe unten]
	für G82	5. Ziffer 0 = akut komplett nichttraumatisch 5. Ziffer 1 = akut inkomplett nichttraumatisch 5. Ziffer 1 = akut inkomplett nichttraumatisch 5. Ziffer 3 = chronisch komplett
	G83.1	Lähmung eines Beines
	G83.2	Lähmung eines Armes
	R26.2	Gehbeschwerden, andernorts nicht klassifiziert
	R42	Schwindel und Taumel
	Z89.2	Verlust eines Armes
	Z89.5	Verlust eines Unterschenkels
	Z89.6	Verlust eines Beines
	Z97.1	Vorhandensein einer künstlichen Extremität
	Z99.3	Langzeitige Abhängigkeit vom Rollstuhl

Bereich	ICD-10	Bezeichnung [Bemerkungen]
Atmung, Herz, Kreislauf	R04.0	Nasenbluten
	R04.2	Bluthusten
	R04.8	Blutung aus sonstigen Lokalisationen der Atemwege
	R03.0	Erhöhter Blutdruck ohne Diagnose einer Hypertonie
	R05	Husten
	R09.2	Atemstillstand
	R06.0	Luftnot
	R06.4	Hyperventilation
	Z45.20	Anpassung und Handhabung eines operativ implantierten vaskulären Katheterverweilsystems (z. B. PORT)
	Z95.81	Vorhandensein eines operativ implantierten vaskulären Katheterverweilsystems (z. B. Broviak-Katheter, Port-System)
Pflegebedürftigkeit	Z74.-	Probleme mit Bezug auf Pflegebedürftigkeit
Sonstiges	G47.0	Ein- und Durchschlafstörungen
	G93.3-	Chronisches Fatigue-Syndrom .30 postinfektiös [auch postvirales (chronisches) Müdigkeitssyndrom] .31 nicht postinfektiös
	R53.-	Malaise und Fatigue, Erschöpfung
	R53.0	Chronische Fatigue mit Angabe einer post-exertionellen Malaise [PEM]
	R53.1	Chronische Fatigue ohne Angabe einer post-exertionellen Malaise [PEM]

Bereich	ICD-10	Bezeichnung [Bemerkungen]
	Z29.0	Isolation als prophylaktische Maßnahme (z. B. MRSA)
	Z09.80	Nachuntersuchung nach Organtransplantation
	Z92.6	Zytostatische Chemotherapie wegen bösartiger Neubildung in der Eigenanamnese [nicht während laufender Chemotherapie!]
	Z51.2	Zytostatische Therapie bei nichtmalignen Erkrankungen

Stichwortverzeichnis

A

B

C

D

E

F

G

H

I

J

K

L

M

N

O

P

R

S

T

U

V

W

Z